Tasneem S. Ain
Saima Sultan
Rafi Ahmad Togoo

Avanços recentes na prevenção da cárie dentária

Tasneem S. Ain
Saima Sultan
Rafi Ahmad Togoo

Avanços recentes na prevenção da cárie dentária

ScienciaScripts

Imprint
Any brand names and product names mentioned in this book are subject to trademark, brand or patent protection and are trademarks or registered trademarks of their respective holders. The use of brand names, product names, common names, trade names, product descriptions etc. even without a particular marking in this work is in no way to be construed to mean that such names may be regarded as unrestricted in respect of trademark and brand protection legislation and could thus be used by anyone.

Cover image: www.ingimage.com

This book is a translation from the original published under ISBN 978-613-8-39049-7.

Publisher:
Sciencia Scripts
is a trademark of
Dodo Books Indian Ocean Ltd. and OmniScriptum S.R.L publishing group

120 High Road, East Finchley, London, N2 9ED, United Kingdom
Str. Armeneasca 28/1, office 1, Chisinau MD-2012, Republic of Moldova, Europe
Printed at: see last page
ISBN: 978-620-6-00647-3

Índice

INTRODUÇÃO

A cárie dentária é uma doença multifactorial com uma etiologia complexa. A causa principal da cárie dentária é a produção bacteriana de ácidos, a partir de açúcares e hidratos de carbono da dieta, na interface entre a placa dentária residual e uma superfície dentária susceptível.[1,2] O tempo é um factor crítico na determinação da gravidade da cárie, sendo também importantes factores como a função da saliva, o comportamento, a educação e o estatuto socioeconómico.[3,4] A placa dentária é um biofilme oral complexo e altamente diversificado que se desenvolve nas superfícies dentárias ao longo do tempo e pode permanecer em áreas difíceis de escovar, após a escovagem, durante longos períodos.[1,2] As propriedades da placa dentária são típicas dos biofilmes. Trata-se de uma comunidade de bactérias altamente estruturada, espacialmente organizada e metabolicamente integrada, que interage e comunica através da transferência de genes e da secreção de moléculas sinalizadoras. Espécies específicas dentro da comunidade são codependentes e a comunidade como um todo goza de maior eficiência metabólica, maior resistência ao stress e maior virulência em comparação com as suas contrapartes planctónicas.[5,6] A composição e o metabolismo do biofilme da placa bacteriana variam de local para local, por exemplo, nos dentes versus na língua, e nas fossas e fissuras profundas versus na margem gengival, mas num determinado local pode permanecer relativamente estável ao longo do tempo, em homeostasia microbiana. Contudo, alterações significativas no ambiente podem desencadear mudanças de um biofilme de placa "saudável" para um biofilme de placa "patogénico", predispondo assim um local para a doença.[7] A produção de ácido a partir de açúcar alimentar fermentável pode causar uma alteração significativa no ambiente do biofilme que desencadeia uma mudança de uma placa "saudável" para uma placa "cariogénica", predispondo o local para a cárie dentária. Os mecanismos adaptativos desempenham um papel fundamental na presença e persistência de espécies bacterianas específicas no biofilme da placa bacteriana. As bactérias acidúricas/acidogénicas implicadas na patogénese da cárie dentária, ou seja, os estreptococos mutans, seriam incapazes de sobreviver sob as condições ácidas que criam na interface biofilme-dente, se não possuíssem um mecanismo de tolerância ao ácido Muitas das espécies bacterianas associadas à saúde oral têm dificuldade em sobreviver na interface biofilme-dente, uma vez que não possuem este mecanismo de tolerância ao ácido. No entanto, várias destas espécies bacterianas possuem um mecanismo alternativo, conhecido como a via da arginina deiminase, que decompõe a arginina presente na saliva, produz amoníaco e neutraliza os ácidos da placa bacteriana, permitindo-lhes sobreviver.[1,2] Assim, este mecanismo protege o biofilme e impede a passagem de uma placa "saudável" para uma placa "cariogénica". Quando o ácido é formado na interface dente-biofilme em quantidades suficientes e durante períodos de tempo suficientes, o pH local desce abaixo do pH crítico (o pH abaixo do qual o cálcio e o fosfato do mineral do dente são solubilizados), o ambiente local na interface torna-se sub-saturado em cálcio e fosfato, o que leva à dissolução do cálcio e do fosfato do esmalte do dente para o ambiente local circundante, resultando na desmineralização e na perda do mineral do dente.[1,2,8] Quando o flúor está presente, o pH crítico para a solubilização dos iões de cálcio e fosfato é reduzido, o que faz com que possa ser tolerado um pH mais baixo da placa antes de ocorrer a solubilização.[8] Um dos conceitos mais importantes é que a cárie dentária é um processo dinâmico e reversível.[9,10] Quando o processo de cárie afecta a coroa do dente, conduz inicialmente a uma zona desmineralizada "subsuperficial" abaixo da superfície do esmalte intacto, conhecida como uma lesão de "cárie precoce".[11] As lesões precoces podem ser travadas e revertidas através da remineralização.

A remineralização ocorre após a desmineralização, quando o desafio ácido é removido, a saliva fica novamente saturada em cálcio e fosfato, e estes iões de cálcio e fosfato são conduzidos de volta para o tecido dentário desmineralizado, resultando num ganho líquido de minerais e na "reparação" da estrutura de hidroxiapatite do esmalte.[8,9] No entanto, se uma lesão precoce não for tratada e continuar a desmineralizar-se, progride para além do ponto em que pode ser eficazmente revertida e remineralizada, atingindo o ponto final clínico da cavitação, que necessita de intervenção profissional, ou seja, restauração.

Um segundo conceito importante é que o processo de cárie é um equilíbrio entre factores patológicos e factores protectores. Se os factores patológicos superam os factores protectores, então o processo de cárie leva a condições de desmineralização líquida e à formação ou progressão de uma lesão de cárie. Se, por outro lado, os factores de protecção dominam, então o processo de cárie resulta numa remineralização líquida e as lesões de cárie existentes são travadas e revertidas. Os profissionais de medicina dentária consideraram este conceito útil na avaliação dos factores patológicos e protectores dos seus pacientes e na recomendação de medidas preventivas e de tratamento específicas para reduzir os factores patológicos e aumentar os factores protectores, para ajudar a gerir o processo de cárie.[10]

CAPÍTULO 1. HISTÓRIA DA CÁRIE DENTÁRIA

A palavra cárie deriva do latim para "podridão" ou "podre". A teoria mais antiga foi a "teoria do verme do dente", proposta pelos antigos chineses em 2500 a.C., em que se defendia que um verme do dente era a causa desta podridão. Em 350 a.C., Aristóteles observou que os figos e os doces causavam cáries e, no século XII, a cárie era descrita como a condição de ter buracos nos dentes - ou cavidades. O tratamento das cáries baseava-se na extracção dos dentes ou na utilização de remédios caseiros, como tapar o buraco com cinza de tabaco e outros materiais questionáveis.[12] Em 1728, Pierre Fauchard, um cirurgião militar francês, escreveu o primeiro texto sobre doenças e tratamentos dentários, intitulado "Le Chirurgien Dentiste". Fauchard dissipou a teoria do verme do dente e afirmou que as cáries eram causadas pela erosão do esmalte, defendendo a escavação da cavidade com instrumentos dentários e o preenchimento da área com folha de ouro, chumbo ou estanho.[13,14] A medicina dentária emergiu como uma disciplina separada da medicina em meados do século XIX e desenvolveram-se teorias sobre a etiologia da cárie dentária. Em 1881, o Dr. Miles e Underwood propuseram que o desenvolvimento da cárie dentária dependia do facto de os microrganismos entrarem nos túbulos dentinários e destruírem os componentes orgânicos da dentina, deixando a dentina inorgânica para ser lavada pelos fluidos da boca.[15,16]

Ivory carving, Southern France,18th

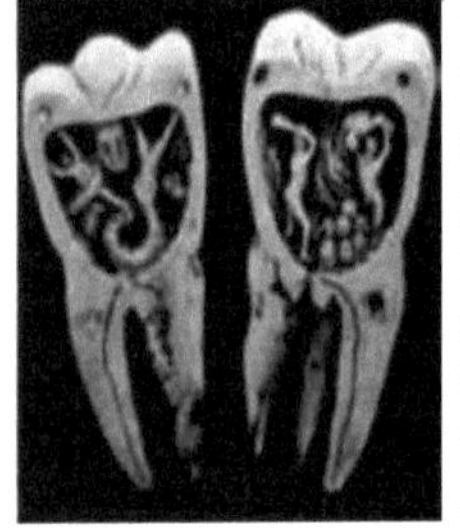

Em 1881, o Dr. Willoughby D. Miller publicou a sua teoria quimioparasitária da cárie dentária. De acordo com esta teoria, os microrganismos metabolizam os hidratos de carbono fermentáveis e são produzidos ácidos. Estes ácidos decompõem ou desmineralizam o esmalte dentário, o primeiro passo para a cárie dentária. Embora a sua teoria ainda seja relevante actualmente, o Dr. Miller não conseguiu identificar o biofilme da placa bacteriana como a fonte das bactérias e dos ácidos bacterianos subsequentes. Só em 1954 é que os investigadores conseguiram provar de forma conclusiva que as bactérias, e não os hidratos de carbono fermentáveis, eram de facto as culpadas pela produção de ácido e subsequente desmineralização da estrutura dentária.[17] Orland e colegas conseguiram demonstrar que os ratos sem germes, quando alimentados com uma dieta cariogénica, não desenvolviam cáries dentárias. Após a introdução de bactérias cariogénicas no ambiente do rato, juntamente com uma dieta cariogénica, as lesões de cárie desenvolveram-se. A associação de uma determinada espécie bacteriana a uma doença tem sido historicamente efectuada através da aplicação dos Postulados de Koch. Estes critérios foram formulados por Robert Koch em 1884 e aperfeiçoados e republicados por Koch em 1890.[18] Os critérios são os seguintes:

1. Um organismo específico pode sempre ser encontrado em associação com uma determinada doença.
2. O organismo pode ser isolado e cultivado em cultura pura no laboratório.
3. A cultura pura produzirá a doença quando inoculada num animal saudável susceptível.
4. É possível recuperar o organismo em cultura pura a partir do animal infectado experimentalmente.

Aplicando os postulados de Koch, a transmissibilidade da infecção por cárie dentária foi demonstrada pela primeira vez por Fitzgerald e Keyes em 1960, quando enjaularam hamsters inactivos à cárie com hamsters activos à cárie e o resultado foi cárie dentária em todos os animais enjaulados.[19] Curiosamente, nem Robert Fitzgerald nem Paul Keyes identificaram a bactéria cariogénica que foi transmitida como sendo estreptococos Mutans (MS) ou espécies de Lactobacilos (LB). Só em 1968 é que os cientistas argumentaram de forma convincente que os estreptococos favoráveis à cárie de Fitzgerald e Keyes eram, de facto, os Streptoccocus mutans.20 Além disso, estudos transversais mostraram que os indivíduos com elevadas taxas de cárie dentária tendem a albergar níveis mais elevados de MS e LB do que os indivíduos que não têm cáries.[21,22] Recentemente, foram identificadas muitas outras bactérias associadas à cárie dentária que demonstraram capacidades de geração de ácido.

CAPÍTULO 2. O CONCEITO DE EQUILÍBRIO DE CÁRIES:

O processo de cárie pode ser facilmente visualizado como um equilíbrio entre factores patológicos e factores protectores, como mostra a figura. Se os factores patológicos ultrapassarem os factores protectores, a cárie progride. O equilíbrio é apresentado aqui com três factores-chave de cada lado.

Factores patológicos:

1. Bactérias cariogénicas: Quaisquer bactérias na placa dentária que produzam ácidos (as chamadas bactérias acidogénicas) devem ser consideradas cariogénicas. Estudos demonstraram que as combinações de ácido acético e láctico são mais prejudiciais do que o ácido láctico isolado.[23] Isto significa que as combinações de espécies como o Streptococcus mutans, o Streptococcus sobrinus (o grupo dos estreptococos mutans) e as espécies de lactobacilos contribuem para a progressão da cárie, talvez até mais do que apenas aditivamente.[24] Outras espécies produtoras de ácido foram identificadas e também contribuirão para o desafio ácido. Várias espécies bacterianas são também acidúricas, ou seja, podem viver em ácido, o que aumenta a sua virulência.[25] As tentativas de lidar com o desafio bacteriano devem visar mais do que uma espécie. É muito importante que adicionemos o tratamento antibacteriano como parte do regime para indivíduos com alto risco de cárie.
2. Hidratos de carbono fermentáveis: A ingestão frequente de hidratos de carbono fermentáveis é bem conhecida como um factor necessário para a iniciação e progressão da cárie. Os hidratos de carbono envolvidos incluem a sacarose, a glicose, a frutose, o amido cozinhado e, potencialmente, qualquer hidrato de carbono que qualquer uma das espécies acidogénicas possa metabolizar.
3. Disfunção salivar: A saliva e os seus componentes são essenciais para a manutenção da saúde oral. Uma redução acentuada do fluxo salivar e, consequentemente, a redução da libertação de todos os componentes benéficos da saliva, coloca imediatamente uma pessoa em risco elevado de progressão da cárie.[26]

Factores de protecção:

1. Componentes e fluxo da saliva: O fluxo de saliva ajuda a eliminar os hidratos de carbono da placa bacteriana, ao mesmo tempo que fornece tampões contra os ácidos derivados da placa bacteriana. A saliva também fornece proteínas e lípidos para formar a película protectora, proteínas para manter o cálcio e o fosfato num estado supersaturado e proteínas antibacterianas. A saliva também funciona como um transportador de flúor para o fluido da placa bacteriana.[26,27]
2. Fluoreto de fontes extrínsecas, e cálcio e fosfato da saliva. O flúor de fontes extrínsecas, como os produtos dentários que contêm flúor, inibe a desmineralização se estiver presente na superfície do cristal no momento do desafio ácido. O flúor, o cálcio e o fosfato juntos fornecem os ingredientes chave para a remineralização, que é o processo natural de reparação da lesão cariosa inicial.
3. Terapia antibacteriana. Embora a saliva forneça alguma terapia antibacteriana natural, esta é insuficiente se os factores patológicos ultrapassarem os factores de protecção. Nos casos em

que o desafio bacteriano é elevado e a pessoa tem um risco elevado de cáries futuras, é necessário um tratamento antibacteriano adicional para permitir que o flúor e a remineralização equilibrem o desafio. A clorexidina pode reduzir eficazmente os níveis de estreptococos mutans no biofilme da placa bacteriana, mas é muito menos eficaz contra as espécies de lactobacilos.[28] O xilitol, um adoçante não cariogénico, também interfere com a aderência e transmissão bacteriana.[29]

Os três factores patológicos e os três factores protectores acima referidos não são exclusivos, mas são os factores mais importantes na avaliação do risco futuro de cárie e na identificação da razão pela qual uma pessoa tem cárie ou se pode esperar que a cárie continue a progredir. Podem ser acrescentados outros itens, incluindo a morfologia do dente, a higiene oral, a aplicação de selantes e os materiais dentários que libertam flúor, mas o conceito 3-vs-3 deve ser o primeiro passo para fornecer uma avaliação do risco e uma compreensão do processo de cárie à medida que este progride num doente individual. É fácil de lembrar e fácil de aplicar na cadeira como parte da investigação "tipo detective" que deve ser feita para cada paciente para avaliar a probabilidade de cáries futuras e as razões para as lesões existentes.

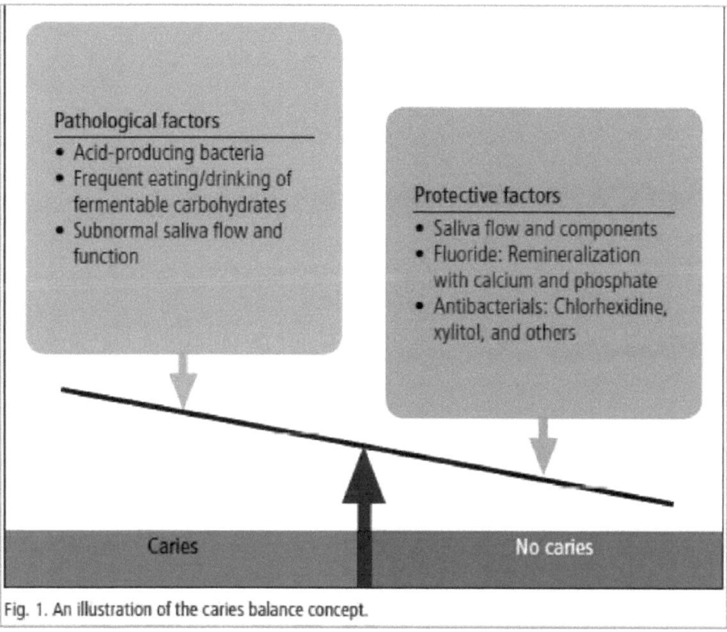

Fig. 1. An illustration of the caries balance concept.

O conceito de equilíbrio da cárie pode ser utilizado para orientar o diagnóstico e o tratamento clínico para travar ou inverter a doença da cárie dentária em indivíduos e também para orientar tratamentos em clínicas comunitárias. Os princípios fundamentais são:

1. reduzir os factores patológicos;
2. aumentar os factores de protecção.

Ao fazer o que precede, fazemos pender a balança (Figura 1) e colocamos o doente sob controlo.

Deve ser efectuada uma avaliação simples do risco de cárie no exame inicial e em todos os exames orais periódicos subsequentes. Após um exame clínico tradicional, são necessários apenas alguns minutos para analisar os principais factores patológicos e protectores e decidir se o doente apresenta um risco elevado, moderado ou baixo.

A redução dos factores patológicos e o reforço dos factores de protecção conduzem à redução do risco e à subsequente redução das cáries.

CAPÍTULO 3. AVALIAÇÃO DO RISCO DE CÁRIE:

O risco de desenvolvimento de cáries varia significativamente em diferentes grupos etários, indivíduos, dentes e superfícies dentárias. Por conseguinte, as medidas preventivas da cárie devem ser integradas e devem basear-se no risco previsto. Como analogia, um fato de tamanho médio não serviria a todos os homens do mundo; seria um fato razoável para, no máximo, 40%, mas demasiado pequeno para 30% e demasiado grande para os restantes 30%.[30]

Risco de cárie

De um modo geral, "risco" é a probabilidade de ocorrência de um acontecimento prejudicial. O risco é muitas vezes definido como a probabilidade de um acontecimento "indesejado" ocorrer num determinado período de tempo.[31] O risco de cárie é a probabilidade de um indivíduo desenvolver lesões de cárie, atingindo uma determinada fase de progressão da doença durante um determinado período de tempo, desde que o estado de exposição aos factores de risco se mantenha estável durante o período em questão. Assim, o risco de cárie está relacionado com a probabilidade de uma pessoa desenvolver ou não lesões de cárie[32, 33]

O conceito de avaliação do risco de cárie é, de um ponto de vista, simples e directo. A ideia é: (a) identificar as pessoas que mais provavelmente desenvolverão cáries e (b) fornecer a esses indivíduos medidas preventivas e de tratamento adequadas para travar a doença. Os opositores desta estratégia de alto risco afirmam que é quase impossível identificar essas pessoas e que medidas preventivas adicionais para indivíduos de alto risco não funcionarão de qualquer forma. Um modelo de risco é utilizado quando é importante identificar um ou mais factores de risco para a doença, para que se possam planear os pontos prováveis de intervenção. Por conseguinte, um modelo de risco deve excluir os factores de risco como a doença anterior, o número de dentes, etc., uma vez que estes factores não causam novas doenças. uma vez que esses factores não causam novas doenças. Um modelo de previsão, pelo contrário, é utilizado quando se está principalmente interessado em identificar quem está em risco elevado.

O principal objectivo é maximizar a sensibilidade e a especificidade da previsão,
de modo a que qualquer bom preditor possa ser incluído no modelo. A escolha do modelo depende do objectivo e da situação em que a avaliação está a ser feita, por exemplo, se se trata de uma questão de saúde pública ou de uma perspectiva clínica.[32]

As três principais abordagens para a avaliação de riscos, que se baseiam em:

1. Experiência anterior de cárie,
2. Factores socioeconómicos
3. Factores biológicos.

Experiência anterior de cárie

Uma forma de prever as cáries futuras é utilizar a experiência de cárie passada. Em vários estudos efectuados em crianças e adolescentes, verificou-se que os indivíduos que desenvolvem lesões precocemente na vida ou que têm várias lesões tendem a desenvolver mais lesões durante os anos seguintes. Estas crianças são frequentemente designadas como "indivíduos de alto risco". Como modelo de previsão, o método é simples, económico e rápido. No entanto, não é um modelo de risco, uma vez que não especifica os factores de risco específicos que estão a funcionar.[33]

Factores socioeconómicos

A utilização de factores socioeconómicos é outra forma de seleccionar indivíduos de alto risco. Os indivíduos que vivem em condições socioeconómicas graves tendem frequentemente a desenvolver mais lesões do que os que têm uma situação melhor. Estes "indivíduos de risco" encontram-se em certos bairros de um país/zona ou em certas partes de uma cidade, ou pertencem a certos grupos étnicos ou religiosos. Não se trata de um modelo de risco, uma vez que não especifica os factores biológicos de risco.[34, 35]

Factores biológicos

Podem ser utilizados vários factores biológicos para a avaliação do risco. Nesta abordagem, são seleccionados factores que operam activamente no processo de cárie, incluindo os factores do diagrama de três círculos de Keyes[35,36] , nomeadamente bactérias, dieta e factores de susceptibilidade (hospedeiro). É necessário um exame da cavidade oral para avaliar a quantidade e a composição da placa bacteriana, assim como um registo alimentar para estimar a composição da dieta e a frequência de ingestão. Os factores de susceptibilidade incluem, por exemplo, a saliva e os seus sistemas de protecção e a resistência dentária, frequentemente um reflexo da exposição ao flúor. Esta abordagem pode ser encarada como um "modelo de previsão" para futuras cáries, bem como um modelo de risco, uma vez que especifica factores de risco individuais e deve ser possível a sua utilização a nível global. Além disso, quando os factores de risco são reduzidos, o risco de cárie será menor.[34-36]
Um desafio para a abordagem do factor biológico é resumir correctamente o quadro complexo dos vários factores de risco de cárie inter-relacionados, de modo a que possa ser facilmente utilizado pelo profissional de medicina dentária na sua rotina clínica. Assim, foi proposto um novo modelo para compreender as interacções dos vários factores e foi elaborado um modelo gráfico, o Cariograma, para ilustrar o facto de a cárie poder ser controlada por vários meios diferentes. O Cariograma tem semelhanças com os círculos de Keyes, mas difere na medida em que é possível destacar o impacto de factores de risco individuais.[37] A versão informática do Cariograma apresenta uma imagem gráfica que ilustra um possível cenário global de risco de cárie. O programa contém um algoritmo que apresenta uma análise "ponderada" dos dados de entrada, principalmente factores biológicos (Quadro 1). Exprime em que medida os diferentes factores etiológicos da cárie afectam o risco de cárie de um determinado indivíduo e fornece estratégias específicas para esses indivíduos. O cariograma não especifica o número específico de cáries que ocorrerão ou não no futuro.[36,37]

Quadro 1: *Factores relacionados com a cárie e os dados necessários para criar um cariograma*

Factor	Comment	Info/data needed
Caries experience	Past caries experience, including cavities, fillings and missing teeth because of caries. Several new cavities definitely appearing during preceding year should give a high score even if number of fillings is low	DMFT, DMFS, new caries experience in the past 1 year
Related diseases	General disease or conditions associated with dental caries	Medical history, medications
Diet, contents	Estimation of the cariogenicity of the food, in particular sugar contents	Diet history, test lactobacillus count
Diet, frequency	Estimation of number of meals and snacks per day, mean for 'normal days'	Questionnaire results, 24 h recall or dietary recall (3 days)
Plaque amount	Estimation of hygiene, for example according to Silness-Loe Plaque Index (PI). Crowded teeth leading to difficulties in removing	Plaque index

	plaque interproximally should be taken into account	
Mutans streptococci	Estimation of levels of mutans streptococci (Streptococcus mutans, Streptococcus sobrinus) in saliva, for example using Strip mutans test	Strip mutans test or other laboratory tests giving comparable results
Fluoride programme	Estimation of to what extent fluoride is available in the oral cavity over the coming period of time	Fluoride exposure, interview patient
Saliva secretion	Estimation of amount of saliva, for example using paraffin-stimulated secretion and expressing results as milliliter saliva per minute	Stimulated saliva test secretion rate
Saliva buffer capacity	Estimation of capacity of saliva to buffer acids,for example using the Dentobuff test	Dentobuff test or other laboratory tests giving comparable results

CAMBRA:

CAMBRA (Gestão de Cáries por Avaliação de Risco) é um procedimento para avaliar os factores de risco associados a cada paciente numa base individual, atribuí-los a uma categoria de risco e tratá-los com terapia de redução de risco e dentisteria minimamente invasiva.

A cárie precoce da infância (CPE) é mais prevalente entre as crianças de tenra idade provenientes de populações de baixo nível socioeconómico e de minorias étnicas.[38] Esta distribuição desigual ocorre em muitos países desenvolvidos, com 25% das crianças a suportarem 75% das superfícies afectadas. A cárie dentária é uma doença infecciosa evitável e transmissível; está bem documentado que a presença de cáries na dentição decídua é um dos melhores indicadores de cáries futuras na dentição permanente.[39,40] Assim, os aumentos precoces e recentes da prevalência de cáries em crianças pequenas em todo o mundo realçam a necessidade de um programa simples mas eficaz de cuidados orais para bebés. Este programa tem de incluir um modelo de gestão de prevenção de doenças médicas com um estabelecimento precoce de um lar dentário e uma abordagem de tratamento baseada no risco individual do paciente.

Uma abordagem actualizada com formulários e instrumentos práticos baseados nos princípios da gestão da cárie através da avaliação do risco, CAMBRA, ajudará o médico de clínica geral a desenvolver e manter um protocolo abrangente adequado para as consultas de cuidados orais de bebés e crianças pequenas. A saúde oral perinatal é de importância vital para a prevenção da cárie precoce da infância (CEC) em crianças pequenas. A prestação de tratamento dentário a futuras mães e aos seus filhos pequenos numa "via paralela dupla" é uma estratégia inovadora eficaz e um construtor de práticas eficiente. Promove a prevenção em vez da intervenção, e esta pode ser a melhor forma de conseguir uma saúde oral duradoura para os pacientes jovens. A medicina dentária geral pode adoptar protocolos simples que promovam visitas preventivas precoces e orientação/aconselhamento antecipado, em vez de esperar pela necessidade de tratamento restaurador. A identificação exacta das crianças em risco é de grande importância para um controlo rentável da cárie. Os sinais de CCE podem ser detectados logo após a erupção do primeiro dente. Se os indicadores de risco forem identificados precocemente e as práticas preventivas de saúde oral forem implementadas numa idade jovem, a doença pode ser controlada e a sua progressão abrandada. Nos EUA, a American Dental Association (ADA), a American Academy of Paediatric Dentistry (AAPD), a American Academy of Paediatrics (AAP), a American Association of Public Health Dentistry (AAPHD) e a Academy of General Dentistry (AGD) recomendam que uma criança consulte um dentista e estabeleça uma "casa dentária" até ao primeiro ano de idade ou quando o primeiro dente erupciona.[41-45] Um lar dentário é definido como a relação contínua entre o dentista e o paciente, onde os cuidados de saúde oral acessíveis e coordenados podem ser prestados de forma abrangente, envolvendo activamente a participação da família.[46] Apesar da defesa generalizada de uma "casa médica" e de uma "casa dentária" até ao primeiro ano de idade, as consultas de saúde oral para bebés ainda não foram universalmente aceites pelos clínicos praticantes.

Table 1 CAMBRA for dental providers (0–5 years) assessment tool**

Biological factors	High risk factors	Moderate risk factors	Protective factors
Mother/primary caregiver has active caries	Yes		
Parent/caregiver has low socioeconomic status	Yes		
Child has >3 between meal sugar containing snacks or beverages per day	Yes		
Child is put to bed with a bottle containing any sugar	Yes		
Child has special health care needs		Yes	
Child is a recent immigrant		Yes	
Protective Factors			
Child receives optimally fluoridated drinking water or fluoride supplements			Yes
Child has teeth brushed daily with fluoridated toothpaste			Yes
Child receives topical fluoride from health professional			Yes
Child has dental home/regular dental care			Yes
Primary caregiver uses xylitol chewing gum/lozenges			Yes
Clinical Findings			
Child has more than one dmfs	Yes		
Child has active white spot lesions or enamel defects	Yes		
Child has elevated mutans streptococci	Yes		
Child has plaque on teeth		Yes	

Overall assessment of the child's dental caries risk: High Moderate Low

**Modified from Ramos-Gomez et al. CDA Journal 2007; 35: 687-702; and ADA caries risk assessment forms available at http://www.ada.org/sections/professionalResources/pdfs/topic_caries_over6.pdf (accessed October 2012). Copyright 2007/2010 California Dental Association. Reprinted with permission

(Cortesia: Modificado de Ramos-Gomez et al. CDA Journal 2007; 35: 687-702; e formulários de avaliação de risco de cárie da ADA disponíveis em http://www.ada.org)[47]

Table 2 Caries management protocol for 0-2-year-olds

Risk category (ages 0 to 2 years)	Diagnostic				Preventive intervention
	Periodic oral exams	Radiographs	Saliva test	Fluoride	Xylitol
Low	Annual	Posterior bitewings at 12-24 month intervals if proximal surfaces cannot be examined visually or with a probe	Optional baseline	In office: no Home: brush twice a day w/ smear of F toothpaste	Not required
Moderate	Every six months	Posterior bitewings at 6-12 month intervals if proximal surfaces cannot be examined visually or with a probe	Recommended	In office: F varnish initial visit & recalls Home: Brush twice a day w/smear of F toothpaste Caregiver: OTC sodium fluoride treatment rinses	Child: xylitol wipes Caregiver: two sticks of gum or two mints four times a day
Moderate; non-compliant	Every three to six months	Posterior bitewings at 6-12 month intervals if proximal surfaces cannot be examined visually or with a probe	Required	In office: F varnish initial visit & recalls Home: Brush twice a day w/smear of F toothpaste combined w/smear of 900 ppm calcium- phosphate paste leave-on at bedtime Caregiver: OTC sodium fluoride treatment rinses	Child: xylitol wipes Caregiver: two sticks of gum or two mints four times a day
High	Every three months	Anterior (#2 occlusal film) and posterior bitewings at 6-12 month intervals if proximal surfaces cannot be examined visually or with a probe	Required	In office: F varnish initial visit & recalls Home: Brush twice a day w/smear of F toothpaste combined w/smear of 900 ppm calcium- phosphate paste leave-on at bedtime Caregiver: OTC sodium fluoride treatment rinses	Child: xylitol wipes Caregiver: two sticks of gum or two mints four times a day
High; non-compliant	Every one to three months	Anterior (#2 occlusal film) and posterior bitewings at 6-12 month intervals if proximal surfaces cannot be examined visually or with a probe	Required	In office: F varnish initial visit & recalls Home: Brush twice a day w/smear of F toothpaste combined w/smear of 900 ppm calcium- phosphate paste leave-on at bedtime Caregiver: OTC sodium fluoride treatment rinses	Child: xylitol wipes Caregiver: two sticks of gum or two mints four times a day
Extreme	Every one to three months	Anterior (#2 occlusal film) and posterior bitewings at 6-12 month intervals if proximal surfaces cannot be examined visually or with a probe	Required	In office: F varnish initial visit and recalls Home: Brush twice a day w/smear of F toothpaste combined w/smear of 900 ppm calcium- phosphate paste leave-on at bedtime Caregiver: OTC sodium fluoride treatment rinses	Child: xylitol wipes Caregiver: two sticks of gum or two mints four times a day

(Ref:F. J. Ramos-Gomez,Y. O. Crystal, S. Domejean e J. D. B. Featherstone. Medicina dentária de intervenção mínima: parte 3. Cuidados dentários pediátricos - protocolos de prevenção e gestão utilizando a avaliação do risco de cárie para bebés e crianças pequenas. British Dental Journal 24 de Novembro de 2012;213(10)[48] .

					Restoration
Sealants	Antibacterials	Anticipatory guidance/ counselling	Self-management goals	White spot/precavitated lesions	Existing lesions
No	No	Yes	No	n/a	n/a
Fluoride releasing sealants recommended on deep pits and fissures	No	Yes	No	Treat w/ fluoride products as indicated to promote remineralisation	n/a
Fluoride releasing sealants recommended on deep pits and fissures	Recommend for caregiver	Yes	Yes	Treat w/ fluoride products as indicated to promote remineralisation	n/a
Fluoride releasing sealants recommended on deep pits and fissures	Recommend for caregiver	Yes	Yes	Treat w/ fluoride products as indicated to promote remineralisation	ITR (interim therapeutic restorations) or conventional restorative treatment as patient cooperation and family circumstances allow
Fluoride releasing sealants recommended on deep pits and fissures	Recommend for caregiver	Yes	Yes	Treat w/ fluoride products as indicated to promote remineralisation	ITR or conventional restorative treatment as patient cooperation and family circumstances allow
Fluoride releasing sealants recommended on deep pits and fissures	Recommend for caregiver	Yes	Yes	Treat w/ fluoride products as indicated to promote remineralisation	ITR or conventional restorative treatment as patient cooperation and family circumstances allow

PREVENÇÃO DA CÁRIE DENTÁRIA[49] :

Apesar dos progressos realizados no controlo da cárie a nível mundial, a cárie dentária continua a ser a doença crónica mais comum. Consequentemente, constitui um importante encargo financeiro para a sociedade em muitos países do mundo.

A prevenção da cárie dentária baseia-se na quebra da cadeia de eventos que promovem a formação de cáries:

1. Modificando a flora bacteriana cariogénica
2. Ao alterar o substrato em que estas bactérias sobrevivem
3. Ao tornar o dente menos susceptível

Existem 3 níveis de prevenção:

- As medidas preventivas primárias têm como objectivo reduzir a ocorrência de novos casos de cárie numa população.
- As medidas preventivas secundárias têm como objectivo reduzir a prevalência da cárie. A utilização de radiografias para detectar lesões cariosas iniciais conduz a uma prevenção a nível secundário.
- A prevenção terciária implica uma fase de tratamento que visa a limitação máxima da incapacidade e a reabilitação máxima.

CAPÍTULO 4. AVANÇOS RECENTES NA PREVENÇÃO DA CÁRIE:

Os avanços recentes para aumentar a resistência dentária envolvem a utilização de novos agentes remineralizantes como a arginina, CPP-ACP, Novamin, etc. A modificação da dieta inclui a terapia de substituição por probióticos, substitutos do açúcar, etc. A ênfase em práticas de higiene oral adequadas através de programas de educação escolar também é importante para atingir o objectivo de redução das cáries. É necessário sensibilizar as crianças, os pais, os professores e as massas em geral para melhorar a saúde oral numa comunidade.

Os investigadores também desenvolveram biomoléculas destinadas a erradicar preferencialmente as espécies cariogénicas nos biofilmes orais. Estas tecnologias incluem moléculas inteligentes contra bactérias específicas, imunização passiva com anticorpos derivados de animais ou plantas contra bactérias cariogénicas e vacinas à base de péptidos e ADN destinadas às proteínas de colonização dos agentes patogénicos.

Na próxima secção, descreve-se uma breve discussão sobre alguns dos recentes avanços na prevenção da cárie.

AGENTES REMINERALIZANTES:

A cavidade oral é um campo de batalha de actividades de desmineralização e remineralização (Fig.). O rácio entre a desmineralização e a remineralização é crucial, determinando a dureza e a resistência da estrutura dentária.[50] A desmineralização resulta de uma química complexa entre bactérias, dieta e componentes salivares. Uma queda do pH na cavidade oral resulta em desmineralização, e o ambiente oral torna-se insaturado com iões minerais, relativamente ao conteúdo mineral do dente. A descida do pH deve-se aos ácidos orgânicos (ácido láctico) que são produzidos pela acção das bactérias da placa bacteriana na presença de hidratos de carbono da dieta. Se a fase de desmineralização se mantiver durante um longo período de tempo, ocorre uma perda excessiva de minerais, o que leva à perda de estrutura do esmalte e à cavitação, características típicas da cárie dentária. Esta dissolução continua até que o pH regresse ao nível normal. Quando o pH aumenta, ocorre o inverso, resultando na deposição de minerais de volta à estrutura do dente. Assim, inversamente, a remineralização ocorre quando o pH aumenta e há deposição de iões de cálcio, fosfato e flúor sob a forma de fluorapatite, que são mais resistentes à dissolução dos cristais pelos ácidos orgânicos.[51] Durante a remineralização, ocorre o crescimento de cristais recém-formados (fiuorapatite) e, com o avanço do crescimento, os cristais fundem-se uns com os outros, formando grandes cristais com contornos hexagonais.[52] Por conseguinte, a melhor estratégia para a gestão da cárie é concentrar-se nos métodos de melhoria do processo de remineralização com a ajuda de produtos de remineralização.

Contemporaneamente, uma variedade de agentes remineralizantes como fluoretos, arginina, fosfopeptídeos de caseína e cálcio, NovaMin, etc., ajudam na remineralização da estrutura dentária.

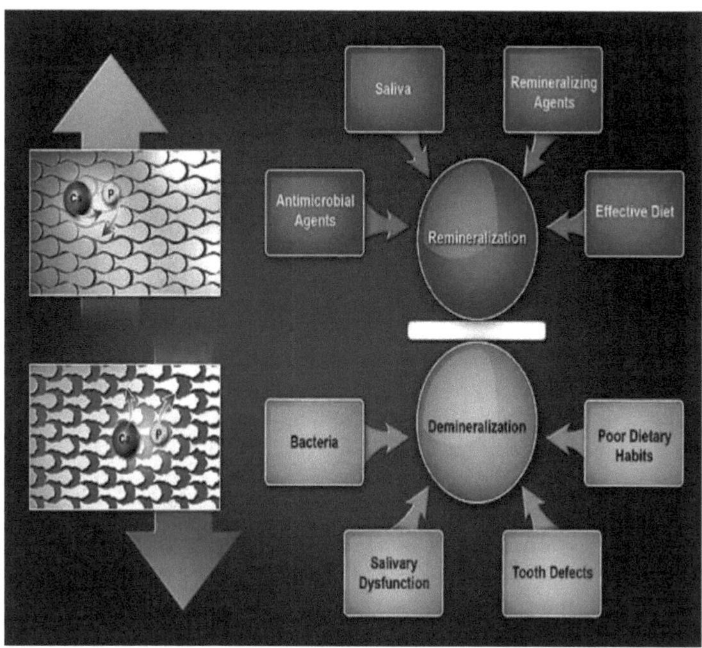

FLUORÍDEOS:

A eficácia cariostática dos fluoretos foi demonstrada de forma convincente e o recente declínio na prevalência da cárie é atribuído principalmente ao aumento da utilização de agentes fluoretados. O flúor actua principalmente através de mecanismos tópicos que incluem: Inibição da desmineralização nas superfícies cristalinas dentro do dente, aumento da remineralização nas superfícies cristalinas (dando uma superfície resistente ao ácido para os cristais reformados) e, em altas concentrações, inibição de enzimas bacterianas. Os baixos níveis de flúor na saliva e na placa bacteriana ajudam a prevenir e a reverter as cáries, inibindo a desmineralização e aumentando a remineralização. O flúor presente nos fluidos orais altera os processos de dissolução e reprecipitação que ocorrem continuamente na interface dente-fluido oral. A remineralização de lesões de cárie incipientes é acelerada por quantidades vestigiais de flúor. As terapias de fluoreto de alta concentração levam à deposição de agregados de fluoreto de cálcio na superfície, que actua como um reservatório de fluoreto. A taxa de libertação de flúor é aumentada em níveis de pH mais baixos. Um pH inferior a 5 provoca a perda do fosfato adsorvido e desencadeia uma dissolução lenta do fluoreto de cálcio.

Author	Fluoride intervention	Incidence root caries	Baseline	End	Remarks
Baysan et al, 2001[53]	A: Prevident 5000 plus dentifrice(5000 ppm F-) B: Winterfresh gel dentifrice (1100 ppm F-)	A: 1.23 (0.96) B: 1.39 (0.69)	A: 0 hard, 124 leathery, 1 soft B: 0 hard, 116 leathery, 1 soft	A: 65 hard, 59 leathery, 1 soft B: 30 hard, 86 leathery, 1 soft	52% of lesions in group A had become hard after 6 months, 25.6% of the lesions in group B. Difference is statistically significant. Lesion area:

					no significant difference. Cavitation: non-cavitated lesions at baseline were significantly more likely to become hard in both groups.
Wallace et al, 1993[54]	A. Placebo mouthwash B. ACT (0.05% F-) daily	A: Incremental DMFS 0.91 (2.99), new lesions 1.99 (2.65) B: Incremental DMFS 0.26 (2.72), new lesions	A: exp. 46.1 (18.2); dec.1.3 (2.3); filled 2.3 (3.5) B: exp. 48.4 (18.1); dec.2.1 (3.5); filled 1.9 (3.0)	A: new 1.99 (2.65); reversed 1.11 (1.74); increased DMFS 0.91 (2.99) B: new 1.72 (2.42); reversed 1.53 (2.03); increas	Baseline: # of filled surfaces significantly larger in control group than group B and # decayed surfaces significantly larger in F-rinse group than in group A. # Of new lesions in gel group significantly smaller than

		1.72 (2.42)		ed DMFS 0.26 (2.72)	control group. Fluoride rinse significantly more reversed lesions than placebo. # Of filled surfaces significantly larger in control group than fluoride rinse group.
Ravald & Birkhed, 1992[55]	A: Duraphat varnish applied 3–4 times/yr at maintenance visit B: SnF2 gel 3–4 times/yr at maintenance visit C: mouthwas	A: 3.1 (0.75) B: 2.3 (0.82) C: 2.0 (0.60)	A+B+C: 266 active/ 169 inactive lesion	A: 1st yr 56, 2nd yr 47 new DFS B: 1st yr 40, 2nd yr 37 new DFS C: 1st yr 49, 2nd yr 17 new DFS A+B+	No statistically significant difference among fluoride groups. RCI (new DFS) generally decreased during 2nd yr compared to 1st yr and most obvious in

	h 0.05% NaF once/day			C: 61 active/ 274 inactive lesions	NaF group, but not significant difference from other groups. Number of active/inactive lesions not available per treatment group.
Nemes et al, 1992[56]	A: NaF dentifrice + mouthwash B: AmF/SnF2 dentifrice + mouthwash	A: mean RCI decrease 10.0% B: mean RCI decrease 47.4%	A: 10.23 (9.45) B: 19.32 (24.05)	A: 9.18 (11.33) B: 10.73 (13.46)	RCI values: no statistically significant difference between groups at baseline and final examination
Paraskevas et al, 2004[57]	A: NaF dentifrice and mouthwash B:	# of new caries lesions per patient	A: active 1.9 (2.2); inactive 0.9	A: active 2.2 (2.4); inactive 0,3	No statistically significant difference between groups

	AmF/SnF 2 dentifrice + mouthwash	A: 8.2 (8.8) B: 8.5 (7.9)	(1.2) B: active 2.1 (3.0); inactive 0.6 (1.6)	(0.55) B: active 1.8 (2.1); inactive 0.8 (1.8)	
Emilson et al, 1993[58]	Duraphat varnish applied 6–10 times (mean 7), and daily 0.75mg. NaF lozenges containing Xylitol (n=13) or 0.05% NaF mouthwash 2 times/day (n=2) next to 0.15% NaF/10% Xylitol containing toothpaste		502 sound surfaces 69 inactive lesions 99 active lesions 100 filled root surfaces	435 sound surfaces 124 inactive lesions 46 active lesions 165 filled root surfaces	Proportion of lesions remaining active: 31-35% on mesial/distal/ buccal/ lingual surfaces. Active lesions which became inactive: 54% on buccal surfaces, 42% on lingual surfaces, 27% on mesial and 8% on distal surfaces. Most of the active lesions filled during the year were located on distal, fewest on buccal surfaces.

Estudos seleccionados, resultados relativos a cáries radiculares

ARGININA:

Apesar do grande sucesso da introdução do flúor, a cárie dentária continua a ser uma doença oral prevalente e as cáries continuam a ser um problema de saúde pública mundial. A razão pode dever-se ao facto de a cárie dentária ser uma doença contínua que progride através de uma série de fases, desde a formação de uma lesão desmineralizada precoce reversível até uma cavidade que já não pode ser revertida. Uma razão pela qual o flúor não pode prevenir completamente o processo de cárie é que a cárie dentária é um processo complexo e multifactorial; envolve biofilme de placa dentária residual, uma superfície dentária susceptível e açúcar, e ocorre na interface onde o metabolismo bacteriano destes açúcares dietéticos produz ácidos. O flúor é eficaz na prevenção de cáries porque tem como alvo a superfície do dente, onde reverte e repara as lesões iniciais de cárie, levando o cálcio e o fosfato de volta à hidroxiapatita desmineralizada. Também reforça a hidroxiapatite integrando-se na estrutura do dente como fluorapatite. Além disso, o flúor é eficaz na prevenção de cáries porque reduz o pH crítico abaixo do qual os iões de cálcio e fosfato se perdem da superfície do dente, reduzindo assim a desmineralização. No entanto, o flúor não actua sobre a causa principal - a placa dentária. Por conseguinte, há boas razões para acreditar que devem ser investigadas novas tecnologias que tenham o potencial de complementar e melhorar os efeitos do flúor, visando especificamente a placa dentária para reduzir a sua patogenicidade. Isto poderia, pelo menos em princípio, ser conseguido através da redução do número de espécies bacterianas no biofilme da placa bacteriana que estão associadas à cárie, tais como os estreptococos mutans, ou através da modulação do metabolismo do biofilme para reduzir a produção e os efeitos do ácido bacteriano.[59]

A arginina é um aminoácido semi-essencial presente em muitos alimentos, incluindo leite e seus derivados, carne, aves, marisco, cereais e frutos secos, que é considerado seguro para utilização em pastas dentífricas. O cálcio insolúvel pode apresentar-se sob a forma de carbonato de cálcio ou de fosfato dicálcico di-hidratado. Ao utilizar a via da arginina deiminase em organismos arginolíticos não patogénicos, como o S. sanguis, a arginina é metabolizada em amoníaco que, por sua vez, pode neutralizar os ácidos da placa e estabilizar o biofilme residual da placa em superfícies dentárias susceptíveis. Ao fazê-lo, a arginina pode ajudar a evitar alterações na flora do biofilme para bactérias produtoras de ácido, como a S. mutans, e manter uma placa bacteriana "saudável" após a ingestão de açúcar. Também pode actuar como um reservatório de iões de cálcio livres para aumentar o processo de remineralização, ajudando a deter e a inverter a lesão de cárie precoce para prevenir as cáries.[60]

Product tested	Participants, n	Duration	Results	Reference
Fluoride-free toothpaste containing 1.5% arginine	19 caries-free (CF) individuals (DMFT = 0) and 19 caries-active (CA) individuals	Twice daily for 4 weeks.	Use of arginine tooth paste significantly increased ADS activity in plaque of CA individuals ($P = 0.026$). The plaque microbial profiles of CA treated with arginine tooth paste showed a shift in bacterial composition to a healthier community	Nascimento MM et al. (2013)[61]
Dentifrice containing 1.5% arginine and 1450 ppm fluoride	54 SUBJECS IN TWO GROUPS	4 week	Dentifrice containing 1.5% arginine modulated the plaque metabolism, increasing ammonia production and	Wolff M et al.(2013)[62]

			decreasing lactate production, thereby increasing plaque ph to help restore a ph-neutral environment.	
Dentifrice containing 1.5% arginine a nd 1450ppm fluoride	253 subjects	6 months	70.5% of root caries lesions improved for subjects using the arginine-containing dentifrice	Souza ML et al.(Aug 2013)[63]
Dentifrice containing 1.5% arginine	438 children	6 MONTHS	Arginine-containing dentifrice showed an improvement in the caries (lesion volume),	Yin W et al.(Aug2013)[64]
Arginine bicarb onate/calcium carbonate (cavistat),conta-ining dentifrice	304 test and 297 control	Three times a day for 1 minute followed by swishing for 30 seconds.	Cavistat containing toothpaste was more effective both clinically and statistically in inhibiting caries initiation and progression than fluoride tooth paste control.	Acevedo AM, Machado C, Rivera LE, Wolff M, Kleinberg I. (2005)[65]

CPP-ACP

A cárie dentária inicia-se através da desmineralização do tecido duro do dente por ácidos orgânicos produzidos a partir de hidratos de carbono fermentáveis por bactérias cariogénicas da placa dentária. Os iões de flúor, na presença de iões de cálcio e fosfato, podem ajudar a repor o mineral perdido nas lesões de cárie precoce através da remineralização. O tratamento não invasivo das lesões precoces de cárie por remineralização tem o potencial de ser um grande avanço no tratamento clínico da doença. No entanto, por cada 2 iões fluoreto, são necessários 10 iões cálcio e 6 iões fosfato para formar uma célula unitária de fluorapatite [Ca10(PO4)6F2]. Assim, na aplicação tópica de iões fluoreto, a disponibilidade de iões cálcio e fosfato pode ser o factor limitante para que ocorra a remineralização líquida do esmalte, o que é altamente exacerbado em condições xerostómicas. Assim, um sistema de entrega de iões de cálcio e fosfato biodisponíveis pode ter um papel como adjuvante do tratamento com flúor no tratamento de lesões de cárie precoce. A utilização clínica de iões de cálcio e fosfato para remineralização não foi bem sucedida no passado, devido à baixa solubilidade dos fosfatos de cálcio, particularmente na presença de iões fluoreto. Os fosfatos de cálcio insolúveis não são facilmente aplicados, não se localizam eficazmente na superfície do dente e requerem ácido para a solubilidade, de modo a produzir iões capazes de se difundirem nas lesões subsuperficiais do esmalte. Em contraste, os iões de cálcio e fosfato solúveis só podem ser utilizados em concentrações muito baixas, devido à insolubilidade intrínseca dos fosfatos de cálcio, particularmente os fluorofosfatos de cálcio. Os iões de cálcio e fosfato solúveis não se incorporam substancialmente na placa dentária ou não se localizam na superfície do dente para produzir gradientes de concentração eficazes para conduzir a difusão para o esmalte subsuperficial. Actualmente, foi desenvolvida uma nova tecnologia de remineralização de fosfato de cálcio baseada no fosfopeptídeo de caseína - fosfato de cálcio amorfo (CPP-ACP)

[RecaldentTM CASRN691364- 49-5], onde se afirma que o CPP estabiliza concentrações elevadas de iões de cálcio e fosfato, juntamente com iões de flúor, na superfície do dente, ligando-se à película e à placa bacteriana. Embora os iões de cálcio, fosfato e flúor sejam estabilizados pelo CPP para não promoverem o cálculo dentário, os iões estão livremente biodisponíveis para se difundirem em gradientes de concentração nas lesões subsuperficiais do esmalte, promovendo assim eficazmente a remineralização in vivo.[66]

Product tested	Participants, n	Duration	Results	Reference
Test group: mouthrinse with (1) 2% CPP-ACP Recaldent, (2) 6% CPP-ACP Recaldent, (3) unstabilised slurry of calcium and sodium phosphate Control group: deionised water	30 adults	5 days	Increase in Ca and Pi level of in the plaque in a dose-dependent manner; CPP-ACP localised at the bacterial surface and in the intercellular plaque matrix	Reynolds et al. [2003][67]
Test group: sugar-free chewing gum	30 adults	4 days	Increase in CPP level in the plaque; 132 mg	Reynolds et al. [2003][67]

Recaldent pellet gum containing 9.5 mg of CPP-ACP Control group: none			of CPP/mg plaque (25% of this amount still present in the plaque 3 h after gum chewing)	
Test group: 3 months' treatment with CPP-ACP paste without fluoride (Topacal C5) + 3 months fluorinated toothpaste Control group: 6 months 0.05% NaF mouthwash + fluoride toothpaste (1,000–1,100 ppm)	26 adolescents	6 months (12 months follow-up)	63% WSL sites totally disappear with the CPP-ACP treatment vs. 25% for the control after 12 months (55 and 18%, respectively, after 6 months)	Andersson et al. [2007][68]
Test group: microabrasion of WSL followed by CPP-ACP paste (Tooth	not disclosed	up to several months (not specified)	Natural tooth appearance recovered with elimination of superficial WSL	Ardu et al. [2007][69]

Mousse) application (15 min, twice daily) Control group: none				
Test group: sugar-free gum containing 54 mg CPP-ACP Control group: sorbitol-based sugar-free gum	2,720 adolescents	24 months	18% reduction in approximal caries and 53% greater regression with the CPP-ACP group as compared to the control group	Morgan et al. [2008][70]
Test group: Tooth cream with 10% CPP-ACP (Tooth Mousse/MI Paste) + fluoride toothpaste (1,100 ppm) and mouth rinse (900 ppm) Control group: placebo cream + fluoride	45 adolescents (post orthodontic population)	12 weeks	31% more regression of the WSL as compared to the control	Bailey et al. [2009][71]

toothpaste (1,100 ppm) and mouth rinse (900 ppm)				
Test groups: Tooth Mousse topical application after tooth brushing Control group: none	10 orthodontic patients (average age 17.7 years)	2 months' follow-up	Reduction of enamel demineralisation of WSEL	Zhou et al. [2009][72]
Test groups: (1) toothpaste with 2% CPP and (2) toothpaste with 1,190 ppm fluoride and 0.76% SMFP Control group: placebo toothpaste without CPP	150 adolescents	24 months	Regression of caries as compared to the control group No significant differences of decayed surface of the carious lesions in the CPP group and the SMFP group	Rao et al. [2009][73]
Test group: Tooth Mousse in combination	60 adolescents	4 weeks	No significant difference in the regression of WSL between	Brochner et al. [2011][74]

with fluoride toothpaste Control group: fluoride toothpaste			the test and the control groups	
Test group: CPP-ACP (10% (w/w) – MI Paste) + non-fluoride toothpaste Control group: none	8 adults	24 months	Increase of the pH of WSEL during 24 months (from 5.94 to 6.70) toward that of sound enamel Visual improvement of the appearance of WSEL	Kitasako et al. [2010][75]
Test group: CPP-ACP [0.2% (w/w)] paste (Recaldent GC Tooth Mousse) applied with fluoride trays without rinsing Control group:	30 children (6–9 years) with molar incisor hypomineralisation	3 years 4 months' follow-up	More geometric, mature and mineralised MIH Increase in the potential MIH enamel structure	Baroni and Marchionni [2011][76]

healthy premolar of the same subjects Studied				
Test group: CPP-ACP (Tooth Mousse) + sodium fluoride (1,450 ppm F) toothpaste Control group: sodium fluoride (1,450 ppm F) toothpaste	26 adults (22–31 years)	3 weeks	Significant reduction of laser fluorescence in the CPP-ACP group after 15 days, compared to the control group Reduction of the enamel surface porosity in the CPP-ACP group No difference between the 2 groups while performing a visual analysis of the fissures	Altenburger et al. [2010][77]
Test group: CPP-ACP (Tooth Mousse) + sodium fluoride topical gel	21 adolescents (13–17 years)	60 days	Prevention of demineralisation of the enamel around orthodontic brackets with CPP-ACP	Uysal et al. [2010][78]

Control group: no agent applied on the tooth surface			and fluoride; no significant difference between CPP-ACP and fluoride	
Test group: CPP-ACP [0.2% (w/w)] + sodium fluoride (900 ppm) paste (MI Paste Plus) in combination with fluoride toothpaste Control group: fluoride-free control paste (Ultradent) in combination with fluoride toothpaste	54 orthodontic adolescents after debonding	12 weeks (follow-up 3 months)	No significant change in the size of the WSL between the 2 groups Decrease in the percentage of aciduric bacteria from 47.4 to 38.1% and S. mutans from 9.6 to 6.6% No advantage of CPP-ACFP paste in addition to normal oral hygiene	Beerens et al. [2010][79]
Test group: CPP-ACP (MI Paste) applied after tooth brushing with a fluoride	60 orthodontic adolescents	3 months	Reduction of enamel decalcification index score by 53.5% with MI Paste	Robertson et al. [2011][80]

paste Control group: placebo fluoride paste			Reduction of the number of WSL and protective effect of CPP-ACFP	
Test group: CPP-ACP (Tooth Mousse) on demineralised teeth Control group: placebo gel on demineralised teeth/sound and demineralised teeth with no topical treatment	40 adolescents (10–16 years)	1 month	Formation of an amorphous layer on demineralised teeth following CPP-ACP treatment	Ferrazzano et al. [2011][81]

NOVAMIN:

O NovaMin é descrito como um fosfosilicato de cálcio e sódio amorfo inorgânico (CSPS). Pertence a uma classe de materiais conhecidos como "vidros bioactivos". O NovaMin e outros materiais CSPS foram originalmente desenvolvidos como materiais de regeneração óssea no início da década de 1970. Até à invenção do vidro bioactivo, todos os biomateriais eram fabricados para serem tão inertes quanto possível no corpo humano. A descoberta de que um biomaterial sintético podia formar uma ligação química com o osso provou que os biomateriais podiam ser concebidos para interagir com o corpo e que não era necessário, ou mesmo vantajoso, minimizar essas interacções. Os vidros bioactivos facilitam a deposição de hidroxiapatite quando expostos a fluidos que contêm cálcio e fosfato. Na presença de água ou saliva, o NovaMin liberta rapidamente iões de sódio. Isto aumenta o pH local e inicia a libertação de cálcio e fosfato. Numerosos estudos demonstraram que as partículas de NovaMin actuam como reservatórios para libertar continuamente iões de cálcio e fosfato no ambiente local. Isto pode continuar durante muitos dias. À medida que as reacções e a deposição de complexos de cálcio-fosfato continuam, esta camada cristaliza-se em apatite hidroxicarbonatada, que é química e estruturalmente semelhante à apatite biológica. O NovaMin foi incorporado em pastas de dentes, géis e pastas profilácticas. Um novo sistema de administração de NovaMin é através de uma unidade de polimento a ar (Figura 3). Este método foi desenvolvido como uma modalidade de limpeza melhorada com o benefício adicional de dessensibilização e suavização das irregularidades da superfície. Foi demonstrado que reduz significativamente a permeabilidade da dentina e oclui completamente os túbulos dentinários expostos. O pó NovaMin também tem efeitos positivos de remineralização em modelos de dentina parcial e completamente desmineralizados.[82] O tratamento diminui a rugosidade da superfície, promovendo uma superfície mais lisa e menos resistente à placa bacteriana e às manchas (Figura 4).

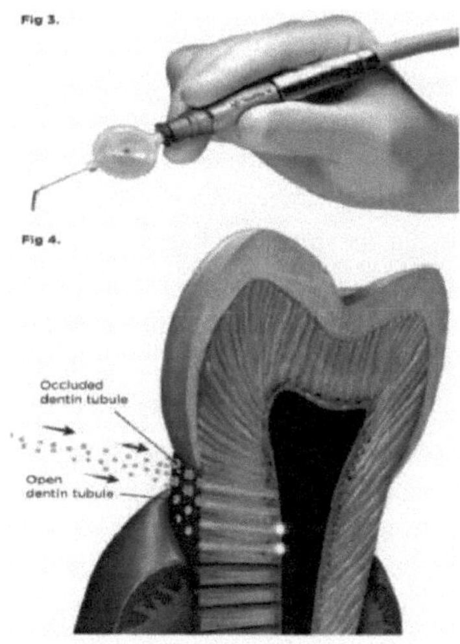

Fig 3. NovaMin particles can be delivered through an air-polishing unit. (courtesy of OSspray, Inc.) **Fig 4.** NovaMin particles clean, desensitize, and remineralize dentin to create a smoother surface that is less plaque- and stain-retentive.

CAPÍTULO 5. LASERS:

A cárie dentária continua a ser um problema em muitos países. De acordo com relatórios da Organização Mundial de Saúde (OMS), cerca de 70% dos países do mundo atingiram o objectivo de saúde oral da OMS de 3 DMFT (Decayed, Missing, Filled, Teeth) ou 12 anos de idade. Embora a cárie dentária seja uma doença evitável, é ainda comum e continua a ser um problema de saúde pública, especialmente nos países em desenvolvimento e em certas populações dos países economicamente desenvolvidos. Por conseguinte, continua a ser necessário prevenir a cárie dentária e procurar métodos alternativos para a prevenção da doença, ou novas formas de aumentar os actuais programas preventivos. Uma das medidas preventivas potencialmente eficazes é a utilização de **lasers**. Já em 1966, Stern e Sognnaes, utilizando um laser Nd:YAG (Neodymium-Doped Yttrium Aluminium Garnet), demonstraram que espécimes de esmalte irradiados eram resistentes à desmineralização ácida.[83] Em 1980, também utilizando um laser Nd:YAG, Yamamoto e Sato relataram que as amostras de esmalte irradiadas, que foram incorporadas em várias dentaduras humanas, não apresentavam alterações visíveis detectáveis quando comparadas com lesões brancas calcárias em amostras de esmalte não irradiadas.[84] Hicks, et al. em 1993, concluíram que "a exposição de superfícies de esmalte sólidas à irradiação com laser de árgon aumenta a capacidade do esmalte laseado para resistir a um desafio cariogénico constante in vitro". Mostraram que a irradiação das superfícies de esmalte com laser de árgon resultava numa redução significativa da profundidade da lesão após um desafio ácido.[85] Featherstone e colegas relataram os efeitos inibidores de cáries dos lasers de CO2 em estudos in vitro. A irradiação de superfícies de esmalte com um laser de CO2 de baixa energia resultou em taxas de inibição de cáries entre 70-85%.[86]

DIETA:

O dente, a placa bacteriana e o substrato (dieta) são os três pré-requisitos para o desenvolvimento de uma lesão de cárie, tal como postulado pela primeira vez por Keyes (os três círculos interiores na Fig. 5). Os dentes podem variar em susceptibilidade à cárie de acordo com a composição, morfologia, localização e posição, o que pode promover a retenção de placa. Quanto maior a susceptibilidade do dente à doença, maior a probabilidade de ocorrer cárie, embora esta não se desenvolva sem a presença de bactérias e substrato. O círculo das bactérias indica a necessidade da presença de espécies acidogénicas para que a cárie se desenvolva. A cárie não se desenvolverá na ausência de bactérias. O Streptococcus mutans, uma bactéria acidófila Gram-positiva, está normalmente associado ao início da cárie. Além de produzir ácido láctico quando fermenta sacarídeos alimentares, o S. mutans produz, através da actividade da glicosil tranferase (GTF), glucanos extracelulares que aderem ao esmalte, permitindo que a bactéria colonize a superfície lisa do esmalte. Para além dos glucanos pegajosos extracelulares, a S. mutans produz também polissacáridos intracelulares que podem ser divididos em produtos finais ácidos quando não estão presentes alimentos açucarados na cavidade oral. Outros microrganismos produtores de ácido, como as espécies de Lactobacillus, contribuem para o processo de cárie, uma vez efectuada a desmineralização inicial e criado um nicho para bactérias não adesivas. A chave para o terceiro círculo é que os microrganismos precisam de substrato para produzir ácido. Os monossacáridos, dissacáridos e hidratos de carbono fermentáveis podem ser utilizados para o metabolismo da placa bacteriana. O quarto círculo, que engloba os outros três, significa a importância do tempo, uma vez que a cárie leva tempo a desenvolver-se, e a importância de outros factores modificadores, como a quantidade e a qualidade da saliva, a variação na disponibilidade do substrato e factores protectores, como a utilização de fluoretos. O período de tempo durante o qual as bactérias têm acesso ao substrato na interface placa-esmalte desempenha um papel importante no progresso da cárie.[87]

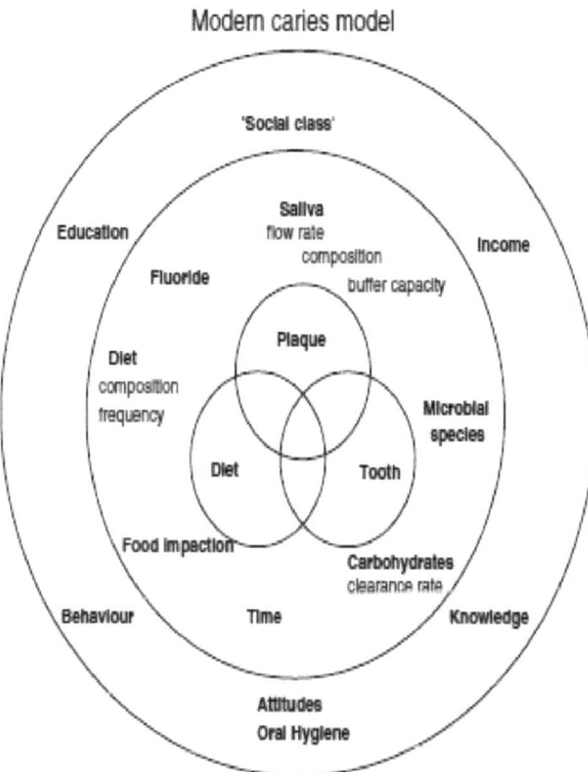

Propriedades anticancerígenas naturais de constituintes de alimentos (não lácteos) e extractos de plantas:

Alguns frutos e plantas da alimentação humana (por exemplo, chá, cacau, café e passas) contêm polifenóis como ácidos fenólicos ou flavonóides que podem suprimir, através de actividade antioxidante, os agentes patogénicos orais associados à cárie, pelo que se supõe que possam beneficiar a saúde oral (Quadro 2). Outras substâncias identificadas com actividade antimicrobiana contra os agentes patogénicos orais são o ácido oleanólico, o aldeído oleanólico, o ácido linoleico, o ácido linolénico, a betulina, o ácido betulínico, o 5 (hidroximetil)-2-furfural, a rutina, o beta-sitosterol e o glucósido de beta-sitosterol.

Chá

O chá é uma infusão aquosa de folhas secas da planta Camellia sinensis L. (família Theaceae). A composição química do chá é complexa: polifenóis, catequinas, cafeína, aminoácidos, hidratos de carbono, proteínas, clorofila, compostos voláteis, flúor, minerais e outros compostos indefinidos. O chá preto tem muito mais componentes do que o chá verde, incluindo bisflavanóis, teaflavinas, teaflagallinas, ácidos epiflavicos e tearubiginas. Os componentes mais interessantes das folhas de chá, em relação à saúde oral, são o galato de epigalocatequina, o galato de epicatequina, a epigalocatequina, a epicatequina, a galocatequina e as catequinas. Estes polifenóis oxidados são frequentemente designados colectivamente por taninos, que são quimicamente muito diferentes do ácido tânico comercial ou dos taninos vegetais[88] . Estima-se que uma chávena de chá verde (2,5 g de folhas de chá verde/ 200 mL de água) possa conter 90 mg de galato de epigalocatequina. Ratos específicos isentos de agentes patogénicos infectados com S. mutans e alimentados com uma dieta cariogénica contendo polifenóis do chá verde tiveram pontuações de cárie significativamente mais baixas do que os animais de controlo. Beber chá (sem adição de açúcar) tem sido associado a níveis mais baixos de cárie em humanos. Embora o chá também seja uma fonte de flúor, os estudos demonstraram que os polifenóis do chá, e não o flúor, contribuíram para o potencial anticariogénico. Foram propostos vários mecanismos para as propriedades anticariogénicas observadas no chá. Estes incluem o efeito inibidor do chá sobre o crescimento bacteriano, a viabilidade bacteriana, a actividade da glicosiltransferase, a aderência e as actividades da amilase salivar [89,90]

Arando

Os componentes do arando são potenciais agentes anticárie, uma vez que inibem a produção de ácido, a fixação e a formação de biofilme por S. mutans. As proteínas de ligação ao glucano, as enzimas extracelulares, a produção de hidratos de carbono e a hidrofobicidade bacteriana são todas afectadas pelos componentes do arando. É frequentemente sugerido que os componentes do arando, especialmente os de elevado peso molecular, poderiam servir como moléculas bioactivas para a prevenção e/ou tratamento de doenças orais.[91] Após 42 dias de utilização de um elixir bucal enriquecido com uma fracção de arando com polifenóis de elevado peso molecular, as contagens totais de bactérias e de S. mutans na saliva foram reduzidas.

Cacau

Os pentâmeros de polifenol do cacau reduzem significativamente a formação de biofilme e a produção de ácido por S. mutans e Streptococcus sanguinis.[92] Foi demonstrado que os extractos da massa de cacau têm um potencial anticariogénico, mas não suficientemente forte para suprimir a cariogenicidade da sacarose. O extracto de casca de cacau (CBH) demonstrou possuir actividades antibacterianas e anti-glicosiltransferase. O número de estreptococos mutans na placa dentária foi significativamente reduzido quando a placa dentária humana foi exposta ao extracto de CBH durante 1 h. Um enxaguamento bucal com extracto de CBH em etanol, antes e depois de cada ingestão de alimentos e antes de dormir à noite durante 4 dias sem utilizar outros procedimentos de higiene oral, reduziu as deposições de placa e o número de estreptococos mutans, em comparação com o enxaguamento apenas com etanol a 1%.[90]

Café

A trigonelina, a cafeína e o ácido clorogénico presentes no café verde e torrado interferem com a adsorção de S. mutans a esferas de hidroxiapatite revestidas com saliva. Os efeitos anti-acidogénicos contra os estreptococos alfa-hemolíticos mostrados pelos polifenóis do café sugerem mais estudos para uma possível aplicação desta bebida na prevenção da patogénese da cárie dentária.[93]

Apple

Os efeitos inibitórios dos polifenóis da maçã na síntese de glucanos insolúveis em água pelas glicosiltransferases (GTF) dos estreptococos mutans e na aderência dependente da sucrose das células bacterianas foram examinados in vitro. Os polifenóis derivados da maçã inibiram marcadamente a actividade da GTF purificada a partir das células bacterianas cariogénicas; no entanto, não mostraram qualquer efeito significativo no crescimento das bactérias cariogénicas.[94]

Passas de uva

Quando o efeito das passas de uva e do cereal de farelo contendo passas de uva na acidogenicidade da placa in vivo foi examinado em crianças de 7-11 anos de idade, verificou-se que as passas de uva não baixaram o pH da placa abaixo de pH 6 durante o período de teste de 30 minutos. Em comparação com os flocos de farelo comerciais ou o cereal de farelo de passas, foi observada uma queda menor do pH da placa em crianças que consumiram uma mistura de passas e flocos de farelo sem adição de açúcar.[95]

Uvas e vinho

Quando a concentração minimamente inibitória de polifenóis de plantas foi testada em culturas de S. mutans e em culturas de outros microrganismos, as CIMs mais baixas foram encontradas para os extractos de pele de uva vermelha 0,5 mg/mL. O extracto de grainhas de uva, rico em proantocianidinas, afectou positivamente os processos de desmineralização e de remineralização in vitro de lesões artificiais de cárie radicular.[95] No entanto, foi demonstrado que os compostos responsáveis pela actividade antimicrobiana do vinho não são os polifenóis, mas sim os diferentes ácidos orgânicos do vinho.

Própolis

A própolis é uma mistura resinosa que as abelhas recolhem dos rebentos das árvores, dos fluxos de seiva ou de outras fontes botânicas e que contém numerosos flavonóides. É utilizada como vedante para espaços abertos indesejados na colmeia. Foi demonstrado que a própolis apresenta uma boa actividade antimicrobiana contra uma série de bactérias orais e inibe a aderência de S. mutans e S. sobrinus ao vidro. Também demonstrou ser um potente inibidor da síntese de glucano solúvel em água (inibidor da actividade GTF). Foi demonstrada a actividade da própolis contra uma série de microrganismos, incluindo S. mutans e Streptococcus sobrinus.[96] Os extractos de etanol de quatro amostras de própolis recolhidas de diferentes regiões geográficas na Anatólia apresentaram valores de CIM de 2-64 lg/mL. A própolis mostrou uma actividade antimicrobiana semelhante à da clorexidina e superior à dos extractos de cravo-da-índia ou de salva num estudo que investigou a capacidade destes produtos químicos para inibir o crescimento de micróbios obtidos da saliva de indivíduos periodontalmente saudáveis e de indivíduos com periodontite crónica.[97] Nidus vespae, o favo de mel de Polistes olivaceous (De Geer), P. japonicus de Saussure e P. Parapolybiavaria fabricius, é um medicamento tradicional chinês que possui várias propriedades farmacológicas. Embora a N. vespae seja semelhante à própolis, contém material adicional, incluindo ceras e óleos aromáticos. Tal como a própolis, foi demonstrado que os extractos e as fracções de N. vespae exercem uma actividade antimicrobiana contra vários microrganismos orais, em particular S. mutans.[98] Além disso, os extractos apresentaram uma actividade antiacidogénica significativa.

Adoçantes alternativos

Os doces, produtos de confeitaria, pastilhas elásticas e bebidas sem açúcar são formulados com álcoois de açúcar, edulcorantes intensos, dissacáridos não-cariogénicos e agentes de volume não-cariogénicos. Os edulcorantes alternativos relevantes, os substitutos do açúcar e os agentes de volume actualmente utilizados são descritos no quadro 3. Os álcoois de açúcar mais utilizados são o xilitol (pentitol), o sorbitol, o manitol (ambos hexitóis), o maltitol, o lactitol (ambos glucosil-hexitóis) e os hidrolisados de amido hidrogenado (6-8% sorbitol, 50-55% de maltitol (1,4-glucosil-sorbitol), 20-25% de maltotriitol (di-glucosil-sorbitol) e 10-20% de álcoois poli-glucosílicos) e isomalte (mistura 1:mistura 1: 1 de 1,6-glucosil-sorbitol e de 1,1 glucosil-manitol, dois glucosilpolioís). Outros álcoois de açúcar, como o eritritol, estão a surgir com resultados promissores. O eritritol pode reduzir o número de estreptococos mutans e a quantidade de placa dentária na mesma medida que o xilitol.[99] A doçura relativa dos álcoois de açúcar em comparação com a sacarose varia de 0,5 a 1. Todos os álcoois de açúcar foram testados in vitro quanto à fermentação por microrganismos orais e podem ser classificados como hipo ou não acidogénicos. A produção de polissacáridos extracelulares a partir de álcoois de açúcar é reduzida ou praticamente nula. A hipo e não-acidogenicidade dos álcoois de açúcar é confirmada por medições do pH da placa. A partir de experiências com animais e de testes de cariogenicidade intra-orais (ICT), conclui-se que os álcoois de açúcar são (extremamente) pouco ou nada cariogénicos. In vitro, ocorre uma adaptação dos estreptococos mutans através de subculturas frequentes em sorbitol, maltitol, lactitol e hidrolisados de amido hidrogenado, mas não é provável que isto seja importante in vivo quando os álcoois de açúcar são administrados em combinação com uma dieta rica em sacarose. Em todas estas experiências, o xilitol destaca-se. Com raras excepções, o xilitol não é fermentado pelos microrganismos orais. O xilitol inibe o crescimento dos estreptococos mutans, mesmo de forma selectiva, em culturas mistas em quimiostato. Interfere na glicólise quando a glicose é utilizada como fonte de energia, embora este possa não ser um fenómeno estável in vivo.[100] In vivo, também não se verificou uma redução da resposta acidogénica da placa dentária à sacarose após períodos de utilização de gomas de mascar com xilitol ou de elixires com xilitol. Foi proposto que o xilitol enfraquece as propriedades indutoras de cárie da placa dentária que coloniza as superfícies dos dentes recém-erupcionados e que esse efeito protector da cárie pode persistir vários anos após a cessação da utilização de produtos com xilitol. A partir de experiências com animais, concluiu-se que o xilitol é anticariogénico. Recentemente, foi demonstrado que os filhos de mães que utilizam frequentemente pastilhas elásticas adoçadas com xilitol estavam menos colonizados com estreptococos mutans. Por tudo isto, acredita-se que o xilitol é superior aos outros álcoois de açúcar para o potencial controlo das cáries, embora a evidência clínica desta superioridade tenha sido contestada e classificada como fraca.[100,101] Para todos os álcoois de açúcar, a sua utilização é limitada devido aos efeitos laxativos, em especial nas bebidas. Entretanto, foram desenvolvidos novos dissacáridos de muito baixa acidogenicidade e com boa tolerância gastrointestinal para o fabrico de doces amigos dos dentes. O efeito dos componentes alimentares na fermentação microbiana pode ser estudado in situ e in vitro. Foram identificados muitos factores alimentares que aumentam ou reduzem a formação de lesões cariogénicas. Juntamente com uma melhor higiene oral e pasta dentífrica fluoretada, os ingredientes/constituintes alimentares funcionais que inibem a microflora oral e/ou a sua fermentação contribuem assim para a redução da cárie dentária.

Comportamento

As doenças dentárias causam muita dor e sofrimento e o seu tratamento é dispendioso, consumindo entre 4% e 11% dos orçamentos de saúde dos países desenvolvidos e custando mais do que o tratamento de doenças cardiovasculares, cancro e osteoporose.[102] A compreensão actual da cárie dentária é que esta é largamente evitável e que os comportamentos pessoais, incluindo os padrões alimentares e as práticas dietéticas, podem ter efeitos significativos nos resultados da saúde oral. O modelo conceptual desenvolvido por Fisher-Owens et al. fornece um quadro para orientar a compreensão das influências mais amplas na saúde oral da criança e dos factores que contribuem para a cárie na primeira infância.[103] Para a criança pequena, as influências mais amplas na saúde oral da criança, a família, e em particular a mãe, têm uma grande influência nas preferências alimentares e nas práticas dietéticas. Além disso, reconhece-se a importância de intervenções precoces para afectar práticas alimentares e nutricionais adequadas.[104,105]

CAPÍTULO 6. VACINAS CONTRA A CÁRIE:

As vacinas são uma substância imunológica biológica concebida para produzir uma protecção específica contra uma determinada doença. Estimula a produção de um anticorpo protector e de outros mecanismos imunitários. As vacinas são preparadas a partir de organismos vivos modificados, organismos inactivados ou mortos, fracções celulares extraídas, toxoides ou uma combinação destes.[106] O processo de desenvolvimento de vacinas em duas fases envolve a identificação de antigénios específicos de estreptococos mutans contra os quais podem ser induzidas respostas imunitárias protectoras e a aplicação de um método de tratamento de imunização que mantenha níveis adequados de anticorpos salivares. Os principais antigénios incluem proteínas de superfície estreptocócicas que controlam a fixação às superfícies dentárias e glucosiltransferases que produzem glucanos adesivos a partir da sacarose. A aplicação oral de anticorpos específicos contra antigénios seleccionados de estreptococos mutans (imunização passiva) produziu resultados promissores. A viabilidade da imunização de animais experimentais com antigénios proteicos obtidos de Streptococcus mutans contra a colonização oral por estreptococos mutans foi demonstrada em vários estudos. A imunização é induzida por anticorpos IgA que podem inibir os mecanismos de acumulação estreptocócica nas superfícies dentárias, dependendo da escolha do antigénio da vacina. A imunização das mucosas foi concebida para induzir níveis elevados de anticorpos salivares que podem ser mantidos durante períodos prolongados e para assegurar a chamada "memória imunitária". Estudos em humanos demonstraram que os anticorpos salivares passivamente aplicados a estreptococos mutans podem suprimir a recolonização por estreptococos mutans. No entanto, a validação da eficácia da vacina dependerá do desempenho das vacinas candidatas em ensaios clínicos. Alguns métodos de administração de antigénio de vacinas nas mucosas resultaram na inibição da cárie dentária associada à infecção por *S. mutans.*[107]

História da cárie Vacina

As primeiras experiências de imunização contra a cárie foram realizadas na década de 1930, tendo sido utilizado o Lactobacillus como antigénio. A imunização contra o lactobacilo só foi bem sucedida e não conseguiu proporcionar uma protecção adequada contra a cárie. Isto porque o lactobacilo é mais uma consequência do que uma causa da iniciação da cárie e estava presente apenas em lesões cariosas profundas.[108]

O Streptococcus mutans tornou-se o alvo de praticamente todas as experiências de imunização após a sua re-detecção em 1960. Foi reconhecido como o principal agente patogénico devido à sua capacidade inicial de colonização na placa dentária inicial[106] .

Mecanismo de acção da vacina

A saliva contém aproximadamente 1,3% da concentração de imunoglobulinas, a maioria das quais é IgA secretora. A saliva também contém a imunoglobulina humoral IgG e IgM do fluido sulcular gengival. Além disso, os componentes celulares do sistema imunitário, como os linfócitos, macrófagos e neutrófilos, também estão presentes no sulco gengival. Algumas das formas possíveis pelas quais os anticorpos podem controlar o crescimento bacteriano são

i. A imunoglobulina salivar pode actuar como uma aglutinina específica, interagindo com os receptores da superfície bacteriana e inibindo a colonização e a subsequente formação de cáries.

Podem também inactivar a glucosiltransferase de superfície, o que reduziria a síntese de glucanos extracelulares, resultando na redução da formação da placa bacteriana.

ii. As glândulas salivares produzem anticorpos IgA secretórios através da imunização directa do tecido linfóide associado ao intestino (GALT), a partir do qual as células B sensibilizadas podem ser transportadas para as glândulas salivares. Os anticorpos IgA salivares têm, obviamente, acesso directo à superfície do dente. Podem impedir que o S. mutans adira à superfície do esmalte ou podem impedir a formação de dextrano através da inibição da actividade da glucosiltransferase (GTF).[109]

iii. O mecanismo crevicular gengival envolve todos os componentes humorais e celulares do sistema imunitário sistémico, que pode exercer a sua função na superfície do dente. O organismo é fagocitado e sofre um processamento antigénico pelos macrófagos. No tecido linfóide, os linfócitos T e B são sensibilizados pelos macrófagos, impedindo o complexo antigénico HLA de classe II e libertando IL-I. Isto induz o receptor auxiliar CD-4. Isto induz a resposta das células auxiliares CD-4 e das células supressoras citotóxicas CD-8 com a activação dos receptores de IL-2 e a libertação de IL2. A interacção entre as células desempenha um papel essencial na modulação da formação das classes de anticorpos IgG, IgA e IgM e dos linfócitos B.[110,111]

Componentes antigénicos do streptococcus mutans

Os componentes das bactérias que podem ser utilizados como antigénio para a produção de vacinas são

1. **Proteína B de ligação ao glucano (GBP)**

   A patogénese molecular da cárie dentária envolve a ligação do glucano insolúvel à superfície celular bacteriana. As proteínas de ligação ao glucano (GBP) produzidas pela MS são as proteínas que ajudam nesta ligação.[112]

2. **Dextranases:**

   O dextrano é um constituinte importante da placa dentária inicial. A dextranase é uma enzima produzida pela MS. Destrói o dextrano e, assim, a bactéria pode invadir a placa dentária inicial com dextrano. A dextranase, quando utilizada como antigénio, pode impedir a coloração do organismo na placa dentária inicial.

3. **Antigénio da parede celular AG I/II:**

   Foram identificadas várias proteínas da parede celular do streptococcus mutans. As maiores entre estas proteínas são os antigénios I e II. Têm um peso molecular mais elevado. Esta proteína tem uma estrutura fibrilar e constitui o revestimento difuso do organismo quando visto ao microscópio electrónico. Os antigénios funcionam como uma adesina que permite a aderência das bactérias à estrutura dentária revestida de película salivar e a agregação do streptococcus mutans pelos componentes salivares. Estes são os principais componentes antigénicos que foram utilizados no início da vacina contra a cárie.

4. **2-Glucosil transferase GTF:**

   A GTF das bactérias converte a sacarose em glucanos hidrossolúveis e hidrossolúveis. Os glucanos ligam-se aos restos de comida, às células epiteliais, ao muco e às bactérias, o que ajuda à fixação das bactérias na superfície do dente. A glicosil transferase é o mais potente dos componentes antigénicos e é o que é utilizado com eficácia comprovada na investigação.[113]

Vias de imunização[114,115]

Em geral, foram utilizadas 4 vias de imunização com S. mutans:

1. Oral
2. Sistémico (subcutâneo)
3. Gengivo-salivar activo
4. Imunização dentária passiva

Sistema imunitário da mucosa comum

As aplicações mucosas das vacinas contra a cárie dentária são geralmente preferidas para a indução de anticorpos IgA secretórios no compartimento salivar, uma vez que esta imunoglobulina constitui o principal componente imunitário das secreções das glândulas salivares maiores e menores.[115,116]

1. Via oral
A imunização oral com S. mutans não induziu IgA secretora significativa em macacos. A administração diária de 10 células de
S .mutans em cápsulas produziu um pequeno aumento na IgA secretora. A via oral não conseguiu reduzir significativamente as cáries, em comparação com a imunização subcutânea. O aumento dos anticorpos secretórios produzidos foi pequeno e de curta duração, mesmo após a imunização secundária.[114]

2. Via intranasal
A imunidade protectora em locais indutores da mucosa que estão em relação anatómica mais próxima com a cavidade oral. A instalação intranasal do antigénio, o tecido linfóide associado ao nariz (NALT), tem sido utilizada para induzir imunidade a muitos antigénios bacterianos, incluindo os associados à colonização e acumulação de Streptococcus mutans.[115]

3. Rota das amígdalas
A capacidade da aplicação de antigénios nas amígdalas para induzir respostas imunitárias na cavidade oral é de grande interesse. O tecido amigdalino contém os elementos necessários para a indução imune de respostas IgA secretoras, embora as características de resposta IgG, em vez de IgA, sejam dominantes neste tecido.

4. Glândula salivar menor
As glândulas salivares menores povoam os lábios, as bochechas e o palato mole. Estas glândulas têm sido sugeridas como vias potenciais para a indução de respostas imunitárias salivares nas mucosas, devido aos seus ductos secretores curtos e largos que facilitam o acesso retrógrado de bactérias e dos seus produtos e aos agregados de tecido linfático que se encontram frequentemente associados a estes ductos.

5. Rectal

A imunização rectal com antigénios bacterianos não orais, como o Helicobacter pylori ou o Streptococcus pneumoniae, apresentados no contexto de adjuvantes à base de toxinas, pode resultar no aparecimento de anticorpos IgA secretórios em locais salivares distantes. A região colorrectal como local indutor de respostas imunitárias da mucosa em humanos é sugerida pelo facto de este local ter a maior concentração de folículos linfóides no tracto intestinal inferior.[116]

Via sistémica de imunização

A administração subcutânea de S. mutans foi utilizada com sucesso em macacos e provocou predominantemente anticorpos IgG, IgM e IgA no soro. Os anticorpos e o seu caminho para a cavidade oral através do fluido crevicular gengival e são protectores contra a cárie dentária.[116]

Via activa gingivo-salivar

Tem havido alguma preocupação relativamente aos efeitos secundários da utilização destas vacinas com as outras vias. Para limitar estes potenciais efeitos secundários e para localizar a resposta imunitária, tem sido utilizado o fluido crevicular gengival como via de administração. Para além da IgG, também está associado a um aumento dos níveis de IgA[117]

As diferentes modalidades experimentadas foram as seguintes:

• Injecção de lisozima na gengiva de coelho, que provocou anticorpos locais a partir da resposta celular.

• Escovagem de *S. mutans* vivos na gengiva de macacos rhesus, que não induziu a formação de anticorpos

• Utilizando antigénio de Streptococci de peso molecular mais pequeno, o que resultou num melhor desempenho, provavelmente devido a uma melhor penetração.[118]

Imunização passiva

Como o nome sugere, a imunização passiva envolve a suplementação passiva ou externa dos anticorpos. Isto acarreta a desvantagem de aplicações repetidas, uma vez que a imunidade conferida é temporária.

Foram tentadas várias abordagens:

• Anticorpos monoclonais

Foram investigados anticorpos monoclonais contra o antigénio de superfície celular I/II de S. mutans. A aplicação tópica em seres humanos provocou uma redução acentuada do S. mutans implantado. Assim, ao contornar o sistema, existe uma menor preocupação com os potenciais efeitos secundários.[118]

• Leite e soro de leite de bovino

A imunização sistémica de vacas com uma vacina que utiliza S. mutans inteiras levou a que o leite e o soro de leite bovino contivessem anticorpos IgG policlonais. Isto foi então adicionado à dieta de um modelo de rato. O soro de leite imune provocou uma redução no nível de cárie. Este soro de leite também foi usado num enxaguatório bucal, o que resultou numa menor percentagem de S. mutans na placa bacteriana.

• Anticorpos da gema de ovo

O novo conceito de utilização de anticorpos de gema de ovo de galinha contra a glucosiltransferase associada às células de S. mutans foi introduzido por Hamada. As vacinas utilizadas foram células inteiras mortas em formalina e GTFs associadas a células. Verificou-se uma redução da cárie com ambos os tratamentos.

• Plantas transgénicas

O mais recente destes desenvolvimentos na imunização passiva é a utilização de plantas transgénicas para fornecer os anticorpos. Os investigadores desenvolveram uma vacina contra a cárie a partir de uma planta de tabaco geneticamente modificada (GM). A vacina,

que é incolor e insípida, pode ser pintada nos dentes em vez de injectada e é a primeira vacina derivada de plantas geneticamente modificadas.[119]

As vantagens são enumeradas a seguir:

• O material genético pode ser facilmente trocado.

• É possível manipular a estrutura do anticorpo de modo a que, embora a especificidade do anticorpo seja mantida, a região constante possa ser modificada para se adaptar às condições humanas, evitando assim a reactividade cruzada.

- A produção em grande escala é possível, uma vez que seria bastante económica.[118]

Adjuvantes e sistemas de administração para vacinas contra a cárie dentária

Foram experimentadas várias novas abordagens para potenciar aspectos da resposta imunitária, a fim de induzir anticorpos suficientes para obter um efeito protector e ultrapassar as desvantagens existentes.

1. Peptídeos sintéticos: Qualquer antigénio derivado de animais ou de seres humanos tem o potencial de provocar reacções de hipersensibilidade. Os péptidos sintetizados quimicamente têm a vantagem de poderem evitar esta reacção. Verificou-se que este facto melhora a resposta imunitária. Nos seres humanos, os peptídeos sintéticos provocaram respostas proliferativas de IgG e de células T, e os anticorpos eram tanto anti-peptídeo como anti-naturais. Os péptidos sintéticos produzem anticorpos não só no FGC mas também na saliva. O péptido sintético utilizado é derivado da enzima Glucosiltransferase.[118]
2. Acoplamento com subunidades da toxina da cólera: A toxina da cólera (CT) é um poderoso imunoadjuvante da mucosa, frequentemente utilizado para aumentar a indução da imunidade da mucosa a uma variedade de agentes patogénicos bacterianos e virais em sistemas animais. A aplicação na mucosa de uma proteína solúvel ou de um antigénio peptídico por si só raramente resulta em respostas elevadas ou sustentadas de IgA. A adição de pequenas quantidades de CT ou de enterotoxinas termolábeis (LT) de E. coli estreitamente relacionadas

pode aumentar consideravelmente as respostas imunitárias da mucosa a antigénios de Streptococcus mutans aplicados por via intragástrica ou intranasal ou a péptidos derivados destes antigénios. O acoplamento da proteína com a unidade não tóxica da toxina da cólera foi eficaz na supressão da colonização de S. Mutans.[120]

3. Fusão com salmonelas: As estirpes virulentas de salmonelas são um vector de vacina eficaz; foi utilizada a fusão através de técnicas recombinantes.
4. Microcápsulas e micropartículas: Têm sido utilizadas combinações de antigénios ou vários tipos de partículas na tentativa de melhorar as respostas imunitárias da mucosa. As microcápsulas e micropartículas feitas de poli-lactídeo-co-glicolídeo (PLGA) têm sido utilizadas como sistemas de entrega local devido à sua capacidade de controlar a taxa de libertação, evitar mecanismos de eliminação de anticorpos pré-existentes e degradar-se lentamente sem provocar uma resposta inflamatória ao polímero.[119]
5. Lipossomas: Os lipossomas, que são vesículas de membrana de fosfolípidos de duas camadas fabricadas para conter e distribuir fármacos e antigénios, têm sido utilizados para melhorar as respostas da mucosa aos hidratos de carbono de Streptococcus mutans e ao GTF. Pensa-se que os lipossomas melhoram as respostas imunitárias da mucosa, facilitando a absorção pelas células M e a entrega do antigénio aos elementos linfóides do tecido indutor.[118]

Riscos da utilização da vacina contra a cárie

Todas as vacinas, mesmo quando fabricadas e administradas correctamente, parecem ter riscos. O mais grave é que os soros de alguns doentes com febre reumática apresentam reactividade cruzada serológica entre antigénios do tecido cardíaco e determinados antigénios de estreptococos hemolíticos. Foi relatado que experiências com anti-soros de coelhos imunizados com células inteiras de S. mutans e com um antigénio proteico de elevado peso molecular de S. mutans apresentaram reacção cruzada com tecidos cardíacos normais de coelho e humanos. Os polipéptidos (62-67 KDA) imunologicamente reactivos com o tecido cardíaco humano e a miosina dos músculos do esqueleto do coelho encontram-se na membrana celular de S. mutans e Streptococcus ratti. Os anticorpos de reacção cruzada com o coração não se desenvolvem em macacos rhesus ou coelhos imunizados com Ag I/II de S. mutans. É possível que o aumento da produção de anticorpos reactivos para o coração em coelhos imunizados com estreptococos mutans resulte em lesão do tecido cardíaco como consequência da ligação deste polipéptido estreptocócico de baixo peso molecular. Devido ao potencial das células inteiras de Streptococcus para induzir anticorpos reactivos para o coração, o desenvolvimento de uma vacina de subunidade para controlar a cárie dentária tem sido o foco de um intenso interesse de investigação.

A glucosiltransferase foi também testada quanto à reactividade cruzada com tecido cardíaco humano e os resultados foram negativos. A região de reactividade cruzada da IgG humana também está presente noutros estreptococos mutans, como o Streptococcus sobrinus, bem como em estreptococos não mutans.[119-121]

Selantes de fossas e fissuras:

Está bem documentado que "as fossas e fissuras não causam a cárie em si, mas fornecem um santuário para os agentes que causam a cárie". As fossas e fissuras estão presentes nas superfícies oclusais dos dentes. A morfologia complexa da superfície oclusal de um dente dificulta a limpeza mecânica (por exemplo, usando escovas de dentes) e permite a acumulação de placa dentro de fissuras profundas e estreitas, levando à iniciação de cáries dentárias dentro dessas fissuras. Por conseguinte, a erradicação das fossas e fissuras eliminá-las-ia como locais de oportunidade de cárie, prevenindo assim a doença.[122] O selante de fossas e fissuras actua como uma barreira física, impedindo assim que as bactérias orais e os hidratos de carbono da dieta na cavidade oral se agreguem nas fossas e fissuras e desenvolvam as condições ácidas que resultam na destruição cariosa dos dentes. Actualmente, estão a ser utilizadas duas técnicas para a colocação de selantes - não invasiva e invasiva. A técnica não invasiva não envolve a utilização de brocas, enquanto a técnica invasiva utiliza brocas para abrir e limpar as fissuras. A abordagem invasiva do selante é normalmente utilizada, uma vez que o tratamento micro-invasivo das paredes das fissuras laterais remove os resíduos orgânicos e superficiais, melhorando assim a adesão dos materiais selantes ao esmalte oclusal. Esta técnica invasiva tem sido relatada como tendo melhor retenção e vantagens de diagnóstico.[123]

Um dos maiores problemas que normalmente se encontram com os selantes de fossas e fissuras é a "retenção" do material selante dentro da fissura. A capacidade dos selantes de fossas e fissuras para prevenir a cárie de fissura está relacionada com a retenção do selante. Por conseguinte, a maximização da molhabilidade da superfície dentária é fundamental para conseguir uma adesão bem sucedida.[124] A retenção de um selante de fossas e fissuras pode ser melhorada através da utilização de um agente de ligação entre a fissura e o material selante. A utilização de um agente de ligação permite que o selante de fissuras flua melhor para o interior da fissura, alterando a reologia do material selante. Hitt e Feigal[125] relataram pela primeira vez o benefício da adição de um agente de ligação entre o esmalte condicionado e o selante. No entanto, Boksman, et al.,[126] sugeriram que a utilização de um agente de ligação antes da aplicação de um selante de fossas e fissuras não aumenta a taxa de retenção.

CAPÍTULO 7. PREVENÇÃO DA CÁRIE DENTÁRIA EM CRIANÇAS

Prevenção primária da cárie dentária

[A] Modificação do comportamento:

(I) Educação para a saúde dentária

O objectivo da educação para a saúde dentária é estabelecer uma boa higiene oral e hábitos alimentares. As profissões dentárias e afins têm a responsabilidade ética de informar os pacientes sobre as doenças e a forma de as prevenir.

Uma revisão sistemática demonstrou que a educação para a saúde dentária levada a cabo por um profissional ao lado da cadeira é mais frequentemente eficaz do que outros tipos de intervenções de promoção da saúde oral.[127] A educação para a saúde dentária deve ser levada a cabo pelos profissionais de medicina dentária e por outros profissionais. Devem ser reforçadas mensagens preventivas consistentes.

(II) Higiene oral

O valor da escovagem dos dentes na prevenção das cáries reside na aplicação tópica regular de flúor.

Os dentífricos que contêm flúor a 1000-2800 partes por milhão (ppm) demonstraram ser eficazes na prevenção de cáries dentárias em crianças com idades compreendidas entre os seis e os 16 anos.[128,129] As crianças que escovam os dentes duas vezes por dia apresentam maiores benefícios do que as que escovam os dentes com menor frequência.

(III) Dieta e consumo de açúcar

A diminuição da ingestão de açúcar reduz a incidência de cáries em crianças.[130] Um estudo brasileiro demonstrou que a incidência de lesões aproximadas em crianças de 12 anos pode ser reduzida através da dieta e do treino de higiene oral.[131] Limitar a ingestão de hidratos de carbono refinados à hora das refeições é também amplamente recomendado.[132]

Deve ser realçada a necessidade de restringir o consumo de alimentos e bebidas açucarados apenas às refeições.

[B]Protecção dos dentes

(I) Selantes

A utilização de selantes de resina para fossas e fissuras demonstrou ser um método de barreira eficaz na prevenção de cáries em fossas e fissuras numa vasta gama de estudos nas últimas décadas.[133] As melhorias nos materiais dentários aumentaram a retenção e melhoraram a sensibilidade da técnica.

Os selantes devem ser aplicados e mantidos nas fossas/fissuras dos dentes. Para uma eficácia óptima, o selante deve estar presente em todas as fossas e fissuras afectadas. O estado do selante deve ser revisto regularmente e devem ser adicionados mais revestimentos, se necessário. O estado dos selantes deve ser revisto em cada check-up.

Os selantes de ionómero de vidro têm uma retenção mais fraca do que os materiais de resina composta e o seu efeito na redução da cárie é equívoco. Por conseguinte, os selantes de ionómero de vidro são utilizados principalmente quando não é possível utilizar um material de resina, por exemplo, devido à fraca adesão do paciente.

Os selantes de ionómero de vidro só devem ser utilizados quando os selantes de resina não são adequados. Devido ao seu elevado custo, ao declínio geral da cárie e à tendência diferencial de certas fissuras para a cárie, os selantes devem ser aplicados selectivamente em pacientes de alto risco e apenas nos molares permanentes, no prazo de 2-3 anos após a erupção do dente.

(II) Comprimidos de flúor

Os suplementos de flúor podem ser considerados para crianças com risco intratável de cárie.[134] O relatório dos consultores em saúde pública dentária afirma que os suplementos adicionais de flúor (1 mg de F, 2,2 mg de NAF por dia) são adequados para crianças com elevado risco de cárie e podem ser utilizados quando a adesão é susceptível de ser favorável.[135] Idealmente, a escovagem dos dentes e a toma de comprimidos devem ocorrer em alturas diferentes para permitir o período mais longo possível para a absorção tópica de flúor de cada fonte de flúor.

(III) Vernizes tópicos/ Soluções de flúor

Para as crianças, a confiança na utilização caseira de pasta dentífrica com flúor e de comprimidos é considerada insuficiente; a aplicação profissional de um verniz com flúor ajuda a prevenir as cáries dentárias.

Um estudo efectuado em Chandigarh, na Índia, avaliou a aplicação profissional de uma solução de NaF a 2%, de uma solução de fluoreto de fosfato acidulado (APF) a 1,23% ou de Duraphat a 2,26% em intervalos de seis meses, durante 30 meses, em crianças com idades compreendidas entre os 6 e os 12 anos. A maior redução no aumento de cáries foi observada com o Duraphat.[136]

É importante uma aplicação correcta de acordo com as instruções do fabricante. As concentrações de flúor podem variar consoante os produtos e só deve ser utilizada a quantidade recomendada.

(IV)Clorexidina

Uma meta-análise de estudos clínicos que avaliaram os efeitos preventivos da clorexidina sobre as cáries demonstrou que a profilaxia com clorexidina sob a forma de enxaguamento, gel ou pasta pode alcançar uma redução substancial (média de 46%) das cáries, independentemente do método de aplicação, frequência, risco de cárie, diagnóstico de cárie, superfície dentária ou regime de flúor.[137]

O uso profissional do fio dental quatro vezes por ano com gel de clorexidina demonstrou reduzir significativamente as fissuras. Esta medida rápida (10 minutos) e eficaz pode ser utilizada para complementar a utilização de selantes na protecção das fissuras.[138]

Num estudo, um verniz de clorexidina (por exemplo, Cervitec, 1%) demonstrou ser eficaz na prevenção de cáries de fissura quando aplicado três vezes ao longo de nove meses.[139]

O verniz de clorexidina deve ser considerado como uma opção para a prevenção de cáries.

Prevenção secundária e terciária

Limitar o impacto da cárie numa fase precoce.

Reabilitação dos dentes cariados com mais cuidados preventivos. Na prática clínica diária, a distinção entre prevenção secundária e terciária não é clara, pelo que são consideradas em conjunto nesta secção. O tratamento cirúrgico de quaisquer lesões cariosas não impedirá o aparecimento de novas doenças e as medidas preventivas primárias devem ser continuadas.

Diagnóstico de cáries dentárias

Para uma prevenção eficaz, é necessário um diagnóstico preciso e a monitorização das lesões ao longo do tempo. O diagnóstico precoce das lesões do esmalte aproximado é importante, uma vez que a maioria das lesões na metade exterior do esmalte demorará, pelo menos, dois anos a progredir para a dentina, e a progressão não é inevitável.[140] Com a intervenção, a progressão da lesão pode ser retardada, detida ou mesmo invertida.[141] No entanto, a monitorização é importante, uma vez que em indivíduos muito activos em termos de cárie se pode observar uma progressão rápida.

No diagnóstico de cáries em crianças, a revisão sistemática das provas, apoiada pela opinião de especialistas, mostra que as radiografias bitewing posteriores são um complemento essencial do exame clínico.[142]

Deve ser efectuado um exame clínico minucioso dos dentes limpos e secos para ajudar no diagnóstico da cárie e para identificar a categoria de risco de cárie do doente antes de decidir se deve ser feita uma radiografia. Este exame pode incluir:

- o Transiluminação
- o Uso do fio dental
- o Separação temporária dos dentes. (por exemplo, com uma cunha de madeira ou um separador ortodôntico).
- o As radiografias Bitewing são recomendadas como um complemento essencial ao primeiro exame clínico de um paciente. A frequência de exames radiográficos adicionais deve ser determinada por uma avaliação do risco de cárie do paciente. Os métodos de detecção precoce da cárie devem ser um complemento à tomada de decisões clínicas, apoiando o planeamento do tratamento preventivo em conjunto com a avaliação do risco de cárie, mas não justificando uma intervenção restauradora prematura.[143]

GUIDELINES FOR CARIES RISK CLASSIFICATION, TREATMENT AND PREVENTION

Component of care	Low- risk patients	Moderate risk patients	High- risk patients
Clinical and radiographic findings and current medical history	No clinical caries	No more than two carious lesions present or	More than two carious lesions or
	No radiographic caries	No more than two recent restorations	More than two recent restorations
	No recent rest orations <1 y	Recent change in medical history/ recent increase in risk factors	Patients who is xerostomic
	No recent changes in medical history		Patient taking medications since last recall visit that cause dry mouth
	No recent new medications		
Initial therapy	Review risk factors (diet, fluoride,use and medications) and oral hygiene	Review of risk and oral hygiene	Review risk factors and oral hygiene
		Immediately restore cavitated lesions	Immediately restore cavitated lesions usng a defect specefic approach
		Apply sealants to all at risk molars and premolars	Apply sealants to all at-risk molars and premolars
		Institute and monitor home care(see below)	Institute and monitor home care (see below)
Home care protocols	Fluoride tooth paste, American Dental Association approved	Fluoride tooth paste, American Dental Association approved	Presribe PreviDent 5000 plus
	Oral hygiene flossing and brushing	Oral hygiene flossing and brushing	Oral hygiene flossing and brushing
		Fluoride rinse (ACT) or Fluorigard 2x/d as per directions	Advise the use of xylitol gum 3-5x/d, especially when unable to brush after meals or for patients who are xerostomic

(Cortesia: Van P. Thompson, James M. Kaim. Nonsurgical Treatment of Incipient and Hidden Caries (Tratamento Não Cirúrgico de Cáries Incipientes e Ocultas). Dent Clin N Am 2005; 49: 905-921).[144]

RESUMO

Três conceitos são fundamentais para a investigação da cárie e para o desenvolvimento de novas medidas preventivas no futuro. Primeiro, a cárie dentária é um processo que pode ser travado e revertido nas suas fases iniciais. Em segundo lugar, a cárie dentária é um continuum de estados que vão desde o pré-clínico inicial até à lesão avançada clinicamente detectável. Se não for tratada, a lesão reversível inicial pode progredir para um ponto final irreversível que precisa de ser restaurado por um profissional de medicina dentária. Em terceiro lugar, o processo de cárie é um equilíbrio dinâmico entre factores patológicos e protectores. As medidas preventivas e de tratamento, que reduzem os factores patológicos e/ou aumentam os factores protectores, podem ajudar a gerir eficazmente o processo de cárie.

A cárie dentária é uma doença multifactorial, pelo que as suas estratégias preventivas devem visar múltiplos factores, de modo a limitar o seu início ou progressão. As estratégias de prevenção incluem as seguintes:

- Aumento da resistência dentária (fluoretos, arginina, novamin, CPP_ACP)
- Visar o biofilme da placa bacteriana para interromper o crescimento bacteriano (práticas de higiene oral)
- Alteração dos hábitos alimentares (substitutos do açúcar).
- Terapia de substituição por probióticos.
- Diminuição da susceptibilidade à cárie do tecido hospedeiro (como os selantes de fossas e fissuras).
- Modificações comportamentais (como limitar a alimentação do bebé com biberão durante a noite).
- CAMBRA (Gestão da cárie por avaliação de risco).

Educar as massas de todos os grupos etários (crianças, adultos, idosos) para as sensibilizar, de modo a que adoptem procedimentos adequados para prevenir o aparecimento de cáries dentárias ou para reverter as lesões cariosas iniciais.

REFERÊNCIAS

1. Bowen WH. Precisamos de nos preocupar com a cárie dentária no próximo milénio? Critical Reviews in Oral Biology and Medicine 2002;13:126-31.
2. Cummins D, Bowen WH. Biotecnologia em cuidados orais. In: Lad R, editor. Cosmetic science and technology series, vol. 29, Biotechnology in personal care. Nova Iorque: Taylor and Francis, Ltd.; 2006. p. 323-52 [capítulo 13].
3. Fejerskov O. Mudança de paradigmas nos conceitos sobre cárie dentária: consequências para os cuidados de saúde oral. Caries Research 2004; 38:182-92.
4. Brambilla E, Garcia-Godoy F, Strohmenger L. Princípios de diagnóstico e tratamento em indivíduos com alto risco de cárie. Dental Clinics of North America 2000; 44:507-40.
5. Marsh PD. A placa dentária como um biofilme microbiano. Caries Research 2004;38:204-11.
6. Marsh PD. Placa dentária: significado biológico de um biofilme e estilo de vida da comunidade. Jornal de Periodontologia Clínica 2005; 32:7-15.
7. Marsh PD, Percival RS. A microflora oral - amiga ou inimiga? Podemos decidir? International Dental Journal 2006; 56(Suppl. 1):233-9.
8. Kleinberg I. O outro lado da utilização de produtos de confeitaria e da cárie dentária. Journal of the Canadian Dental Association 1989;55:837-8.
9. Featherstone JD. O equilíbrio da cárie: factores contribuintes e detecção precoce. Journal of the Californian Dental Association 2003;31:129-33.
10. Featherstone JD. Prevenção e reversão da cárie com base no equilíbrio da cárie. Odontopediatria 2006;28:128- 32.
11. Arends J, Christoffersen J. A natureza das lesões precoces de cárie em esmalte. Journal of Dental Research 1986;65:2-11.
12. Anderson T. Tratamento dentário na Inglaterra medieval. Brit Dent J. 2004; 197:419-24.
13. Spielman AI. O nascimento do mais importante texto dentário do século XIX: Le Chirurgien Dentiste de Pierre Fauchard. J Dent Res. 2007; 86(10):922-26.
14. Ismail AI, Hasson H, Sohn W. Dental caries in the second millennium (Cáries dentárias no segundo milénio). J Dent Educ. 2001 Oct; 65(10):953-9.
15. Barrett W. A etiologia da cárie dentária. Am Dent Assoc Trans. 1885; 24:91 114.
16. Searl F. A teoria séptica da cárie dentária. Am J Dent Sci. 1884; 18:204-12.
17. Orland FJ, Blayney, JR, Harrison RW, Reyniers JA, Trexler PC, Wagner M, Gorodon HA, Luckey TD. Utilização da técnica do animal isento de germes no estudo da cárie dentária experimental. I. Observações básicas sobre ratos criados livres de todos os microrganismos. J Dent Res. 1954 Apr; 33(2):147-74.
18. Fredericks DN, Relman DA. Sequence-based identification of microbial pathogens: a reconsideration of Koch's Postulates. Clin Microbiol Rev. 1996; 9(10):18-33.
19. Fitzgerald RJ, Keyes P H. Demonstração do papel etiológico dos estreptococos na cárie experimental do hamster. JADA. 1960; 61:9-19.
20. Edwardsson S. Características dos estreptococos humanos indutores de cárie que se assemelham ao Streptococcus mutans. Arch Oral Biol. 1968; 13:637-46.
21. Loesche WJ, Rowan J, Straffon LH, Loos PJ. Association of Streptococcus mutants with

human dental cay. Infect Immun. 1975 Jun; 11(6):1252-60.
22. Alaluusua S, Kleemol-Kujala E, Nystrom M, Evalahti M, Gronroos, L. Caries in the primary teeth and salivary Streptococcus mutans and lactobacillus levels as indicators of caries in permanent teeth. Ped Dent. 1987; 9:126-30.
23. Featherstone JDB, Rodgers BE. O efeito dos ácidos acético, láctico e outros ácidos orgânicos na formação de lesões cariosas artificiais. Caries Res 1981;15:377-385.
24. Featherstone JDB. A ciência e a prática da prevenção da cárie. J Am Dent Assoc 2000;131:887-899.
25. Loesche WJ. O papel do Streptococcus mutans na cárie dentária humana. Microbiological Reviews 1986;50:353-380.
26. Mandel ID. O papel da saliva na manutenção da homeostase oral. J Am Dent Assoc 1989;119:298-304.
27. Lamkin MS, Oppenheim FG. Características estruturais da função salivar. Revisões Críticas em Biologia Oral e Medicina 1993;4:251-259.
28. Krasse B. Factores biológicos como indicadores de cáries futuras. Int Dent J 1988;38:219-225.
29. Lynch H, Milgrom P. Xylitol e cáries dentárias: Uma visão geral para o clínico. J Calif Dent Assoc 2003;31:205-209.
30. Diagnosis and Risk Prediction Of Dental Caries, Vol 2, Per Axelsson, DDS.
31. Kallestal C. The effect of five years' implementation of caries-preventive methods in Swedish high-risk adolescents (O efeito de cinco anos de implementação de métodos de prevenção de cáries em adolescentes suecos de alto risco). Caries Res 2005; 39:20-26.
32. Batchelor P, Sheiham A. The limitations of a 'highrisk' approach for the prevention of dental caries. Community Dent Oral Epidemiol 2002; 30:302-312.
33. Beck JD. Risk revisited. Community Dent Oral Epidemiol 1998; 26:220-225.
34. Abernathy JR, Graves RC, Bohannan HM, Stamm JW, Greenberg BG, Disney JA. Desenvolvimento e aplicação de um modelo de previsão para a cárie dentária. Community Dent Oral Epidemiol 1987; 15: 24-28.
35. Axelsson P. An introduction to risk prediction and preventive dentistry. Chicago, IL: Quintessence Publishing Co; 2000.
36. Beck JD, Weintraub JA, Disney JA, Graves RC, Stamm JW, Kaste LM, Bohannan HM. Estudo de avaliação do risco de cárie da Universidade da Carolina do Norte: comparações entre modelos de previsão de alto risco e modelos etiológicos de qualquer risco. Community Dent Oral Epidemiol 1992; 20:313-321.
37. Disney JA, Graves RC, Stamm JW, Bohannan HM, Abernathy JR, Zack DD. The University of North Carolina Caries Risk Assessment study: further developments in caries risk prediction. Community Dent Oral Epidemiol 1992; 20:64-75.
38. Vargas C M, Crall J J, Schneider D A. Distribuição sociodemográfica da cárie dentária pediátrica: NHANES III, 1988-1994. J Am Dent Assoc 1998; 129: 1229-1238.
39. Li Y, Wang W. Previsão de cáries em dentes permanentes a partir de cáries em dentes decíduos: um estudo de coorte de oito anos. J Dent Res 2002; 81: 561-566.
40. Alm A, Wendt L K, Koch G, Birkhed D. Prevalência de cáries aproximadas em dentes posteriores em adolescentes suecos de 15 anos de idade em relação à sua experiência de

cárie aos 3 anos de idade. Caries Res 2007; 41: 392-398.

41. Associação Dentária Americana. Declaração sobre cáries precoces na infância. Chicago: ADA, 2007. ADA. Declaração online disponível em http://www.ada.org
42. Manual de referência da Academia Americana de Odontopediatria 2010-2011. Pediatr Dent 2010-2011; 32: 1334.
43. Hale K J, Academia Americana de Pediatria Secção de Odontopediatria. Avaliação do risco para a saúde oral, calendarização e estabelecimento do lar dentário. Pediatrics 2003; 111: 1113-1116.
44. Associação Americana de Odontologia de Saúde Pública. Primeira política de avaliação da saúde oral. AAPHD, 2004. Política online disponível em http://www.aaphd.org/default.asp?page=FirstHealthPoli cy. htm (acedido em Outubro de 2012).
45. Academia de Medicina Dentária Geral. Políticas, directrizes, declarações de posições e fichas de factos. Informação em linha disponível em http://www.agd.org/issuesadvocacy/ policies/dentalcare/ (acedido em Outubro de 2012).
46. Academia Americana de Odontopediatria. Definição de lar dentário. Chicago: AAPD, 2006 http://www aapd.org/media/policies_guidelines/d_dentalhome. pdf (acedido em Outubro de 2012).
47. Modificado de Ramos-Gomez et al. CDA Journal 2007; 35: 687-702; e formulários de avaliação do risco de cárie da ADA disponíveis em http://www.ada.org
48. F. J. Ramos-Gomez,Y. O. Crystal, S. Domejean e J. D. B. Featherstone. Medicina dentária de intervenção mínima: parte 3. Cuidados dentários pediátricos - protocolos de prevenção e gestão utilizando a avaliação do risco de cárie para bebés e crianças pequenas. British Dental Journal 24 de Novembro de 2012;213(10).
49. Medicina Dentária Preventiva e Comunitária. Soben Peter. 4th Edition.
50. Larsen MJ, Pearce El. Saturação da saliva humana em relação aos sais de cálcio. Arch Oral Biol, 2003;48(4):317-322.
51. Margeas R. Remineralização com um sistema de entrega único. Inside Dentistry, 2006:(2)4:86
52. Tohda H, Yanagisawa T, Tanaka N, Takuma S. Crescimento e fusão de cristais de apatite no esmalte remineralizado. J Elect Micro, 1990;39(4):238-244.
53. Banting DW, Ellen RP, Fillery ED. Prevalência de cáries de superfície radicular entre idosos institucionalizados. Community Dent Oral Epidemiol 1980;8:84-88.
54. Wallace MC, Retief DH, Bradley EL. O incremento de 48 meses de cáries radiculares numa população urbana de adultos mais velhos que participam num programa dentário preventivo. J Public Health Dent 1993;53:133-137. Heijnsbroek et al 152.
55. Ravald N, Birkhed D. Previsão de cáries radiculares em pacientes tratados periodontalmente e mantidos com diferentes programas de flúor. Caries Res 1992;26:450-458.
56. Nemes J, Banoczy J, Wierzbicka M, Rost M. Estudo clínico sobre o efeito do fluoreto de amina/fluoreto estanoso nas superfícies radiculares expostas. J Clin Dent 1992;3:51-53.
57. Paraskevas S, Danser MM, Timmerman MF, Van der Velden U, Van der Weijden GA. Fluoreto de amina/fluoreto estanoso e incidência de cáries radiculares em pacientes de

manutenção periodontal: uma avaliação de 2 anos. J Clin Periodontol 2004;31:965-971.

58. Emilson CG, Ravald N, Birkhed D. Efeitos de um programa profiláctico de 12 meses em populações bacterianas orais seleccionadas em superfícies radiculares com lesões cariosas activas e inactivas. Caries Res 1993;27:195-200.
59. Cummins D. Cárie dentária: uma doença que continua a ser um problema de saúde pública no século XXI. A exploração de uma tecnologia inovadora para a prevenção da cárie. Journal of Clinical Dentistry 2013;24(Spec Iss A):A1-14.
60. M.L.R. Souza et al. Comparação da eficácia de um dentifrício contendo 1,5% de arginina e 1450 ppm de flúor com um dentifrício contendo 1450 ppm de flúor isoladamente no tratamento da cárie radicular primária. journal of de n t i s t ry. 2010.S.35-S41.
61. Nascimento MM, Browngardt C, Xiaohui X, Klepac- Ceraj V, Paster BJ, Burne RA. O efeito da arginina nas comunidades de biofilme oral. Mol Oral Microbiol. 2013 Dec 2.
62. Wolff M et al. Efeitos in vivo de um novo dentífrico contendo 1,5% de arginina e 1450 ppm de flúor no metabolismo da placa bacteriana. J Clin Dent. 2013;24 Spec no A:A45-54.
63. Souza ML et al. Comparação da eficácia de um dentifrício contendo 1,5% de arginina e 1450 ppm de flúor com um dentifrício contendo apenas 1450 ppm de flúor no tratamento da cárie radicular primária. J Dent. 2013 Aug; 41 Suppl 2:S35-41.
64. Yin W et al. A eficácia anti-cárie de um dentífrico contendo 1,5% de arginina e 1450 ppm de fluoreto como monofluorofosfato de sódio, avaliada através da fluorescência quantitativa induzida por luz (QLF). J Dent. 2013 Aug;41 Suppl 2:S22-8.
65. Acevedo AM, Machado C, Rivera LE, Wolff M, Kleinberg I. O efeito inibitório de um dentífrico CaviStat contendo bicarbonato de arginina/carbonato de cálcio no desenvolvimento de cáries dentárias em crianças de escolas venezuelanas. J Clin Dent. 2005;16(3):63-70.
66. E.C. Reynolds. Fosfopeptídeo de caseína-Fosfato de cálcio amorfo: A evidência científica. Adv Dent Res.2009; 21:25-29.
67. E.C. Reynolds, F. Cai, P. Shen, e G.D. Walker. Retenção na Placa e Remineralização de Lesões de Esmalte por Várias Formas de Cálcio num Enxaguante Bucal ou Goma de Mascar sem Açúcar. J Dent Res 2003; 82(3):206-211.
68. Andersson A, Skol-Larsson K, Hallgreen A, Petersson LG, Twetman S: Efeito de um creme dentário contendo complexos de fosfato de cálcio amorfo na regressão de lesões de manchas brancas avaliadas por fluorescência laser. Oral Health Prevent Dent 2007; 5: 229-233.
69. Ardu S, Castioni NV, Benbachir N, Krejci I: Tratamento minimamente invasivo de lesões de esmalte com manchas brancas. Quintessence Int 2007; 38:633-636.
70. Morgan MV, Adams GG, Bailey DL, Tsao CE, Fischman SL, Reynolds EC: O efeito anticariogénico da pastilha elástica sem açúcar contendo nanocomplexos de CPP-ACP nas cáries proximais, determinado através de radiografia digital bitewing. Caries Res 2008; 42: 171-184.
71. Bailey DL, Adams GG, Tsao CE, Hyslop A, Escobar K, Manton DJ, Reynolds EC, Morgan MV: Regressão de lesões pós-ortodônticas por um creme remineralizante. J Dent Res 2009; 88: 1148-1153.

72. Zhou CH, Sun XH, Zhu XC: Quantificação do efeito remineralizador do fosfopéptido de caseína - fosfato de cálcio amorfo na lesão de mancha branca pós-ortodôntica. Shanghai Kou Qiang Yi Xue 2009; 18: 449-454.
73. Rao SK, Bhat GS, Aradhya S, Devi A, Bhat M: Estudo da eficácia da pasta de dentes contendo caseinophosphopeptide na prevenção da cárie dentária: um ensaio controlado aleatório em crianças de 12 a 15 anos com risco de cárie em Bangalore, Índia. Caries Res 2009; 43: 430-435.
74. Brochner A, Christensen C, Kristensen B, Tranaeus S, Karlsson L, Sonnensen L, Twetman S: Tratamento de lesões de manchas brancas pós-ortodônticas com fosfopéptido de caseína estabilizado com fosfato de cálcio amorfo. Clin Oral Invest 2011; 15: 369 373.
75. Kitasako Y, Cochrane NJ, Khairul M, Shida K, Adams GG, Burrow MF, Reynolds EC, Tagami J: A aplicação clínica de medições do pH de superfície para avaliar longitudinalmente lesões de esmalte com manchas brancas. J Dent 2010; 38: 584-590.
76. Baroni C, Marchionni S: Estratégias de suplementação de MIH: ensaio clínico e laboratorial prospectivo. J Dent Res 2011; 90: 371 376.
77. Altenburger MJ, Gmeiner B, Hellwig E, Wrbas KT, Schirrmeister JF: A avaliação das alterações de fluorescência após a aplicação de fosfopeptídeos de caseína (CPP) e fosfato de cálcio amorfo (ACP) em lesões cariosas precoces. Am J Dent 2010; 23: 188-192.
78. Uysal T, Amasyali M, Koyuturk AE, Ozcan S: Efeitos de diferentes agentes tópicos na desmineralização do esmalte à volta de brackets ortodônticos: um estudo in vivo e in vitro. Aust Dent J 2010; 55: 268-274.
79. Beerens MW, van der Veen MH, van Beek H, ten Cate JM: Efeitos da pasta de fosfato de cálcio amorfo de fosfopeptídeo de caseína em lesões de manchas brancas e placa dentária após tratamento ortodôntico: um acompanhamento de 3 meses. Eur J Oral Sci 2010; 118: 610-617.
80. Robertson MA, Kau CH, English JD, Lee RP, Powers J, Nguyen JT: MI Paste Plus para prevenir a desmineralização em pacientes ortodônticos: um ensaio prospectivo controlado e aleatório. Am J Orthod 2011; 140: 660-668.
81. Ferrazzano GF, Amato I, Cantile T, Sangianantoni G, Ingenito A: Efeito remineralizante in vivo da GC Tooth Mousse em lesões precoces do esmalte dentário: Análise SEM. Int Dent J 2011; 61: 210-216.
82. Fay Goldstep. Medicina Dentária de Intervenção Proactiva: Um modelo para cuidados orais ao longo da vida. Compêndio. Junho de 2012. Volume 33, Número 6.394-402.
83. Stern RH, Sognnaes RF, Goodman F. Laser effect on in vitro enamel permeability and solubility (Efeito do laser na permeabilidade e solubilidade do esmalte in vitro). J Am Dent Assoc 1966;73(4):838-43.
84. Yamamoto H, Sato K. Prevenção de cáries dentárias por irradiação com laser Nd: YAG com Q-switched acústico-óptico. J Dent Res 1980;59(2):137.
85. Hicks MJ, Flaitz CM, Westerman GH, Berg JH, Blankenau RL, Powell GL. Iniciação e progressão de lesões tipo cárie em esmalte sólido após irradiação com laser de árgon: um estudo in vitro. ASDC J Dent Child 1993;60(3):201-6.
86. Featherstone JD, Barrett-Vespone NA, Fried D, Kantorowitz Z, Seka W. Inibidor do laser

de CO_2 da progressão de lesões artificiais do tipo cárie no esmalte dentário. J Dent Res 1998;77(6):1397-403.

87. Corvan Loveren ,Zdenek Broukal , Edgar Oganessian. Eur J Nutr (2012) 51 (Suppl 2):S15-S25.
88. Wu CD (2009) Grape products and oral health (Produtos à base de uva e saúde oral). J Nutr 139:1818-1823.
89. Kashket S, DePaola DP (2002) Cheese consumption and the development and progression of dental caries. Nutr Rev 60:97- 103.
90. Matsumoto M, Hamada S, Ooshima T (2003) Análise molecular dos efeitos inibitórios dos polifenóis do chá oolong no domínio de ligação ao glucano de glucosiltransferases recombinantes de Streptococcus mutans MT8148. FEMS Microbiol Lett 228:73-80.
91. Bodet C, Grenier D, Chandad F, Ofek I, Steinberg D, Weiss EI (2008) Potential oral health benefits of cranberry. Crit Rev Food Sci Nutr 48:672-680.
92. J Koutsou GA , Foster HA, Zumbe A, Storey DM (2007) A actividade antibacteriana de extractos de plantas contendo polifenóis contra Streptococcus mutans. Caries Res 41:342-349.
93. Ferrazzano GF, Amato I, Ingenito A, De Natale A, Pollio A (2009) Anti-cariogenic effects of polyphenols from plant stimulant beverages (cocoa, coffee, tea). Fitoterapia 80:255-262.
94. Yanagida A, Kanda T, Tanabe M, Matsudaira F, Oliveira Cordeiro JG (2000) Efeitos inibitórios dos polifenóis da maçã e compostos relacionados nos factores cariogénicos dos estreptococos mutans. J Agric Food Chem 48:5666-5671.
95. Wu CD (2009) Grape products and oral health (Produtos à base de uva e saúde oral). J Nutr 139:1818-1823.
96. Uzel A, Sorkun K, Oncag O, Cogulu D, Gencay O, Salih B (2005) Composições químicas e actividades antimicrobianas de quatro amostras diferentes de própolis da Anatólia. Microbiol Res 160:189-195.
97. Feres M, Figueiredo LC, Barreto IM, Coelho MH, Araujo MW, Cortelli SC (2005) Actividade antimicrobiana in vitro de extractos de plantas e própolis em amostras de saliva de indivíduos saudáveis e com problemas periodontais. J Int Acad Periodontol 7:90-96.
98. Xiao J, Liu Y, Zuo YL, Li JY, Ye L, Zhou XD (2006) Efeitos do extracto e das fracções químicas de Nidus vespae no crescimento e na acidogenicidade dos microrganismos orais. Arch Oral Biol 51:804- 813.
99. Makinen KK, Saag M, Isotupa KP, Olak J, Nommela R, Soderling E, Makinen PL (2005) Similaridade dos efeitos do eritritol e do xilitol em alguns factores de risco de cárie dentária. Caries Res 39:207-215.
100. Scheie AA, Fejerskov OB (1998) Xilitol na prevenção de cáries: quais são as provas de eficácia clínica? Oral Dis 4:268-278.
101. Twetman S (2009) Evidências consistentes para apoiar o uso de pastilhas elásticas contendo xilitol e sorbitol para prevenir a cárie dentária. Evid Based Dent 10:10-11.
102. OMS: In Diet, nutrition and the prevention of chronic diseases. Editado pela OMS. Genebra: Série de Relatórios Técnicos da OMS; 2003.

103. Fisher-Owens S, Gansky S, Platt L, Weintraub J, Soobader M-J, Bramlett M, Newacheck P: Influências na saúde oral das crianças: Um modelo conceptual. Pediatrics 2007, 120:e510-e520.
104. Benton D: Role of parents in the determination of the food preferences of children and the development of obesity (O papel dos pais na determinação das preferências alimentares das crianças e no desenvolvimento da obesidade). Int J Obes 2004, 28:858-869.
105. Daniels L, Magarey A, Battistutta D, Nicholson J, Farrell A, Davidson G, Cleghorn G: O ensaio de controlo aleatório NOURISH: Práticas alimentares positivas e preferências alimentares na primeira infância - um programa de prevenção primária da obesidade infantil. BMC Publ Health 2009, 9:387.
106. Mattos-Graner RO, Smith DJ. A abordagem vacinal no controle das infecções que levam à cárie dentária. Braz J Oral Sci 2004; 3: 595-608.
107. Russel MW, Childers NK, Michalek SM, Smith DJ, Taubman MA. Uma vacina contra a cárie? O estado da ciência da imunização contra a cárie dentária. Caries Res 2004; 38: 230-235.
108. Bowen WH. Vacina contra a cárie dentária: Uma visão pessoal. J Dent Res 1996; 75: 1530-1539.
109. Winston AE, Bhaskar SN. Prevenção da cárie no século XXI. J Am Dent Assoc 1998;129: 1579-1587
110. Mayooran Balakrishnan, Robin S. Simmonds, John R. Dental Caries Is A Preventable Infectious Disease, Aust Dent J 2000;45 : 235-245
111. Cohen B, Colman G, Russel. Imunização contra a cárie dentária. Mais estudos. Br Dent J 1979; 147: 914
112. Smith DJ, Taubman MA. Imunização oral de humanos com Streptococcus sobrinus glucosyltransferase. Infect Immun 1987; 55: 25622569.
113. Michalek SM, McGhee JR, Mestecky J, Arnold RR, Bozzo L. A ingestão de S. mutans induz IgA secretora e imunidade à cárie. Science 1976; 192: 1238-40.
114. Smith DJ. Vacinas contra a cárie dentária: Perspectivas e preocupações. Crit Rev Oral Biol Med 2002; 13: 335-349.
115. Russell RR. A aplicação da genética molecular à microbiologia da cárie dentária. Caries Res 1994; 28:69-82.
116. Russell MW, Hajishengallis G, Childers NK, Michalek SM. Imunidade secretora na defesa contra estreptococos Mutans cariogénicos. Caries Res 1999; 33: 4-15.
117. Curtis R: Análise genética da virulência de S. Mutans e perspectivas de uma vacina anti-cárie. J Dent Res 1986; 65: 1034-1045.
118. Bowen WH, Cohen B, Cole M, Colman G. Immunization against dental caries: Resumo. J Dent Res 1976; 55: C164-165.
119. Krasse B, Emilson CG, Gahnberg L. Uma vacina anticárie: Relatório sobre o estado da investigação. Caries Res 1987; 21: 255-76.
120. Harris R. Vaccines for dental caries (Vacinas contra a cárie dentária). Aust Dent J 1983; 28:115-6.
121. Hajishengallis G, Michalek SM. Estado actual de uma vacina da mucosa contra a cárie

dentária. Oral Microbiol Immunol 1999; 14: 1-20.

122. Gwinnett AJ. Racionalidade científica para a utilização de selantes e aspectos técnicos da aplicação. J Dent Educ. 1984 Feb; 48(2 Suppl):56-9.

123. Herle GP, Joseph T, Varma B, Jayanthi M. Avaliação comparativa do ionómero de vidro e do selante de fissuras à base de resina utilizando técnicas não invasivas e invasivas - um estudo SEM e de microinfiltração. J Indian Soc Pedod Prev Dent. 2004 Jun;22(2): 56-62.

124. Tulunolu O, Bodur H, Uctali M, Alacam A. O efeito do agente de ligação na microinfiltração e na resistência de união do selante em dentes decíduos. J Oral Rehabil. 1999 May;26(5):436-41.

125. Hitt JC, Feigal RJ. Utilização de um agente de ligação para reduzir a sensibilidade do selante à contaminação por humidade: um estudo in vitro. Pediatr Dent. 1992 Jan Feb;14(1):41-6.

126. Boksman L, McConnell RJ, Carson B, McCutcheon-Jones EF. A 2-year clinical evaluation of two pit and fissure sealants placed with and without the use of a bonding agent. Quintessence Int. 1993 Feb;24(2):131-3.

127. Sprod AJ, Anderson R, Treasure E. Effective oral health promotion: literature review. Cardiff: Health Promotion Wales 1996.

128. Chesters RK, Huntington E, Burchell CK, Stephen KW. Efeito dos hábitos de higiene oral nas cáries em adolescentes. Caries Res 1992; 26: 299-304.

129. Relatório dos Consultores em Saúde Pública Dentária. The use of fluoride toothpaste and fluoride supplements in Scotland, 1998.

130. Serra Majem L, Garcia Closas R, Ramon JM, ManauC, Cuenca E, Krasse B. Hábitos alimentares e cárie dentária numa população de crianças espanholas em idade escolar com baixos níveis de experiência de cárie. Caries Res 1993; 27: 488-494.

131. Axelsson P, Buischi YA, Barbosa MF, Karlsson R, Prado MC. O efeito de um novo programa de treinamento de higiene oral em cáries apopximais em crianças brasileiras de 12-15 anos de idade: resultados após três anos. Adv Dent Res 1994; 8:278-284.

132. Autoridade para a Educação Sanitária. Scientific basis of dental health education. 3ª edição. HMSO;1996.

133. Avinash, CM Marya, S Dhingra, P Gupta, S Kataria, Hind P et.al. Bhatia. Pit and Fissure Sealants: An Unused Caries Prevention Tool (Uma ferramenta de prevenção de cáries não utilizada). J Oral Health Comm Dent 2010;4(1):1-6.

134. Riordan PJ. O lugar dos suplementos de flúor na prevenção de cáries actualmente. Aust Dent J1996; 41:335-342.

135. British Medical Association, Royal Pharmaceutical Society of Great Britain. British National Formulary (BNF 40) Setembro de 2000; 9.5.3: 441-442.

136. Tewari A, Chawla HS, Utreja A. Avaliação comparativa do papel das aplicações tópicas de fluoreto NaF, APF e Duraphat na prevenção da cárie dentária - um estudo de 21/2 anos. J Indian Soc Pedodont Prev Dent 1991;8: 28-35.

137. Van Rijkom HM, Train GJ, van't Hof MA. Uma meta-análise de estudos clínicos sobre o efeito inibidor de cáries do tratamento com clorhexidina. J Dent Res 1996; 75:790-795.

138. Gisselsson H, Birkhed D, Bjorn, A-L. Efeito do uso profissional do fio dental com gel

de clorexidina nas cáries proximais em crianças de 12-15 anos de idade. Caries Res 1998; 22: 187-192.

139. Bratthal D, Serinirach R, Rapisuwon S, Kuratana M, Luangjarmekorn V, Luksila K, et al. Um estudo sobre a prevenção de cáries de fissura utilizando um verniz antimicrobiano. Int Dent J 1995; 45- 245-254.

140. Brabner D, Downer MC, Moles DR, Naylor MN. Ataque inicial de cárie e taxas médias de progressão em crianças de 12 anos de idade da Ilha Branca. Saúde Dentária Comunitária 1995; 12: 190-193.

141. Pitts NB. Regressão de lesões cariosas proximais diagnosticadas a partir de radiografias bitewing padronizadas em série. Caries Res 1986; 20: 85-90.

142. Kidd EA, Pitts NB. Uma reavaliação da radiografia bitewing no diagnóstico de cáries posteriores aproximadas. Br Dent J 1990; 169: 195- 200.

143. Andrea Ferreira Zandona, Domenick T. Ferramentas de diagnóstico para a detecção precoce da cárie. JADA 2006;137(12):1675-1684.

144. Van P. Thompson, James M. Kaim. Nonsurgical Treatment of Incipient and Hidden Caries (Tratamento Não Cirúrgico de Cáries Incipientes e Ocultas). Dent Clin N Am 2005; 49: 905-921.

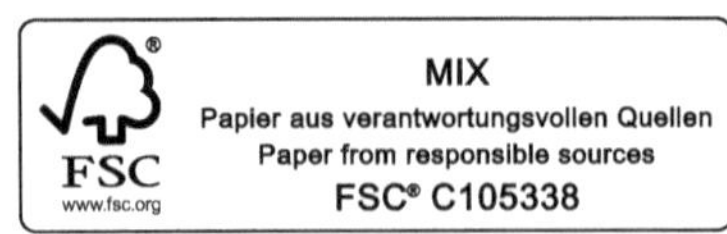

Printed by Books on Demand GmbH, Norderstedt / Germany